그들은 이미 건강을
챙기고 있습니다

16% 사람만이 알고 있는 건강자산

그들은 이미 건강을
챙기고 있습니다

가토 아키라 · 간치쿠 이즈미 지음 | 김재원 옮김

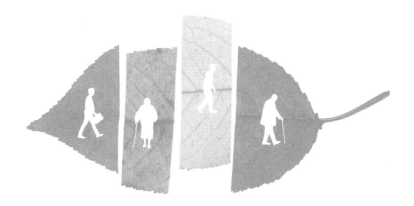

알에이치코리아

100세 인생 시대가 도래한 지금, 우리는 어떻게 살아가야 할까?

조몬 시대® 일본인의 평균 수명은 15세, 헤이안 시대®®는 30세, 메이지®®® · 다이쇼 시대®®®®는 44세라고 알려져 있습니다. 옛날에는 인생의 가치는 길이가 아닌 밀도에 있다고 여겼

- ● 일본의 선사 시대 중 기원전 1만 3000년경부터 기원전 300년경까지의 기간으로 신석기 시대에 해당한다.
- ●● 일본 고대 말기에 해당하는 시기로 794년부터 1185년에 가마쿠라 막부가 들어서기 전까지의 기간을 이른다.
- ●●● 1868년~1912년. 메이지 유신 이후 천황 중심의 정부가 수립되었으며, 서양 문명이 본격적으로 유입되면서 근대의 막이 오른 시기이다.
- ●●●● 1912년~1926년. 자본주의의 급격한 성장을 배경으로 '다이쇼 데모크라시'라고 불리는 민주화가 급격히 진행된 시기이다.

습니다. 그 말대로 우리는 단순히 생명 활동을 유지하려고 살지 않습니다. 보다 풍성한 인생을 살기 위해 노력합니다.

일본 금융광고중앙위원회에서 2021년에 실시한 '가계 금융 행위에 관한 여론조사'에 따르면, 50대가 보유한 금융상품의 종류별 비율 중 주식은 16.5%였습니다. 이 숫자는 은행에 돈을 보관하는 것이 아니라 리스크를 감수하는 방법으로 적극적으로 인생을 설계하는 사람의 비율이라고 생각할 수 있겠지요.

금융자산을 어떻게 불릴지 적극적으로 생각하는 사람이 16.5%라면, 나이가 들수록 점점 줄어드는 건강자산에 대해 생각하는 사람은 과연 몇 퍼센트일까요? 이 책의 제목에 있는 16%라는 숫자는 1962년에 미국 스탠포드대학의 사회학자 에버렛 M. 로저스 교수가 제창한 '혁신환산이론diffusion of innovation'에서 힌트를 얻은 것입니다.

이 이론에 따르면 사회에 새로운 제품이나 서비스가 보급될 때 가장 빨리 그것을 받아들이는 건 2.5%의 모험심 넘치는 혁신자입니다. 나아가 유행에 민감하여 스스로 정보를 수집하고 판단하는 초기 수용자가 전체의 13.5%, 비교적 신중하지만 평균보다 빨리 새로운 것을 받아들이는 조기 수용자가 전체의 34%, 주위 대다수가 시험하는 것을 회의적으로 지켜보다가 같은 선택을 하는 후기 수용자가 34%, 가장 보수적이고 유행이나 세상 동향에 관심이 적은 지각 수용자가 16%라고 합니다.

건강이라는 자산 운용에 대해 적극적으로 정보를 받아들이고 스스로 판단했으면 하는 바람을 담아 혁신자와 초기 수용자의 비율을 더한 16%를 제목으로 썼습니다. 지금 우리에게 필요한 건 최신 과학 식견과 몸에 관한 지식을 활용해 건강이라는 한정된 자산을 운용하여 가능한 한 줄지 않도록 하는 관리입니다. 현재 우리가 가장 주목하는 것은 에피제네틱스라는 생명현상입니다. 에피제네틱스에 대한 이해가 건강자산을 지키는 열쇠 중 하나가 될 것입니다.

데이비드 A. 싱클레어 박사 연구팀이 저술한 『노화의 종말 LIFESPAN』은 '노화는 치료할 수 있다'라는 충격적인 캐치프레이즈와 함께 일본에서도 베스트셀러가 되었습니다. 그러나 그 두꺼운 책을 '노화 방지에는 ○○가 좋다'는 식으로 표면적으로만 이해하면 일시적 붐으로 끝나고 맙니다. 그렇게 되면 안타깝게도 노화 없는 세상은 찾아오지 않겠지요. 노화 없는 세상을 실현하기 위해서는 개개인이 에피제네틱스의 개념을 이해하고 활용하는 과정이 필수이기 때문입니다.

이 책에서 전하고자 하는 건 개별적인 건강법이 아닙니다. 건강자산을 운용하기 위해 필요한 사고방식과 그 전제가 되는 몸에 관한 지식입니다. 에피제네틱스를 알기 위해서는 유전자와 세포를 비롯한 몸의 구조를 이해할 필요가 있습니다. 전문적이고 복잡한 내용이라 어떻게 하면 알기 쉽게 전달할 수 있을까 고민하던 차에 만난 소설가 겸 과학 칼럼니스트인 간치쿠 이즈미 씨가 공동 저자가 되어주었습니다. 덕분에 이야기 속 등장인물과 함께 건강자산을 지키는 방법을 배울 수 있는 책이 되었습니다.

이 책을 다 읽은 후에는 무엇을 알면 스스로 건강을 지킬 수 있는지에 관한 지도를 손에 쥐고, 고해상도로 그에 관한 정보를 취사선택할 수 있게 될 것입니다. 그 후엔 그 지도를 펼쳐 들고 더 알고 싶은 곳으로 자유롭게 모험을 나서면 됩니다. 100세 인생 시대에서 살아남아 행복하게 살기 위해, 부디 마지막까지 함께해 주시기 바랍니다.

가토 아키라

차례

7장 유전자에 손을 써서 건강해지기

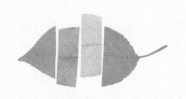

1장

건강이라는
자산 운용하기

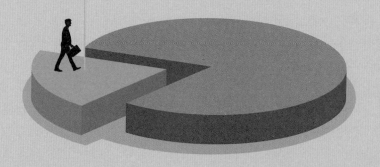

자신을 바꾸는
손쉬운 방법

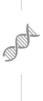

아무리 빈틈없이 준비를 해도 예기치 못한 일이 반드시 일어난다. 중요한 건 그런 때 어떻게 대처하느냐다. 동요하거나 의욕을 잃고 자기혐오에 빠지는 건 나중에 천천히 해도 된다. 쓸데없이 시간을 보내고 있으면 사태는 그만큼 계속 악화한다. ―바로 지금 상황처럼.

니시지마 미치오는 소파에 앉은 금발의 기묘한 남성을 다시금 물끄러미 바라보았다. 그는 미치오의 머그컵으로 인스턴트 커피를 마시면서 미치오의 노트북으로 웹서핑을 하며 쉬고 있다. 마치 이 방의 주인인 양.

일단 모르는 남자는 아니다. 초등학교 때 같은 반이었다. 후지노 레몬. 레분札文이라고 쓰고 레몬이라 읽는다. 지금으로부터 1시간 전, 미치오는 35년 인생 중 워스트를 뽑으면 다섯 손가락 안에 들 만큼 최악인 일을 겪은 탓에 동요와 혼란의 소용돌이 속에 있었다. 그 타이밍에 SNS를 열었더니 졸업 후 거의 연락을 하지 않던 레몬에게서 묘하게 친근한 느낌의 메시지가 와 있었다. 메시지를 확인하니 음성 통화가 걸려 왔다. 지금 만나자는 강한 권유에 이끌려 얼떨결에 같이 술을 마셨고, 정신을 차려보니 어느새 집에 굴러들어와 지금에 이르렀다.

미치오는 조용히 심호흡했다. 오늘 밤은 혼자 조용히 우울함에 잠기고픈 기분이다. 하지만 그러기 위해서는 먼저 이 노란 머리를 내쫓아야만 한다.

"저기, 후지노."

"서먹서먹하게 왜 그래? 초등학생 때처럼 레몬이라고 불러. 레―몬. 이것 봐, 머리도 레몬색으로 염색했잖아. 외우기 쉽지?"

레몬은 자기 머리카락을 가리키며 어필한다. 까치집 때문에 레몬이 아니라 파인애플로 보인다.

"레몬은 왜 우리 집에 있는 거야?"

"응? 아직 설명 안 했나? 미안, 미안."

레몬이 벌떡 일어난다. 불길한 예감이 들었다. 묻는 방법이 잘못되었다는 생각이 들었다.

"쭉 미국에서 살다가 오늘 일본에 돌아왔거든. 그런데 차질이 좀 생겨서 방 계약이 안 되는 바람에 집이 없어. 게다가 가방까지 잃어버려서 지갑이랑 휴대폰도 없어. 절체절명의 순간에 밋치가 살려준 거지. 그러니까 당분간 잘 부탁해."

"거절할게."

미치오는 딱 잘라 말했다. 단호하게 잘 말했다고 생각했다. 명확하고 알기 쉬운 의사 표시. 이걸로 이야기는 끝일 터였다. 그러나 레몬은 이상하다는 듯 미치오를 보며 말했다.

"왜?"

"왜라니……."

미치오는 말문이 막혔다. '누가 봐도 민폐인 상식 밖의 행동을 거절하는 데 이유 따위는 필요 없다'고, 그렇게 말하면 좋았을 텐데, 미치오의 입에서는 이런 대사가 나오고 말았다.

"여벌 이불이 없으니까."

"난 침낭이면 충분해."

"침낭도 없어."

"방금 주문했어. 내일 올 거야."

미치오는 레몬의 어깨 너머로 노트북 화면을 엿본다. 대형 쇼핑몰 사이트가 열려 있고 '주문 감사합니다'라는 말이 보인다. 주문한 상품은 영하 25도까지 견딜 수 있는 극한기용 침낭으로 미치오의 얇은 이불보다 쾌적해 보인다.

"혹시 내 계정으로……."

"설마. 그런 도둑놈 같은 짓은 안 해. 10년 전 미국에 가기 전에 만든 계정이 아직 살아 있어서 남아 있던 포인트로 산 거야. 주소는 저기 적혀 있더라."

레몬이 가리킨 곳에는 미치오가 열지 않고 방치한 광고 우편물 봉투가 있었다.

"근데 이제 포인트도 다 떨어졌으니 인터넷 쇼핑도 끝이야. 다른 사람이 쓰지 못하게 신용카드도 정지시켰고. 지갑을 찾을 때까지 정말 땡전 한 푼 없어."

"본가에 돌아가는 건?"

"휴대폰을 잃어버려서 주소도 연락처도 몰라. 내가 미국에 있는 동안 아파트를 사서 이사 간 모양인데."

"다른 친구는?"

"없는 건 아닌데, 다들 가정이 있고 애도 있으니까 막 들어갈 수 없잖아."

"하긴. 벌써 서른다섯이고 또래 녀석들은 거의 다 결혼했지. 근데 내가 독신인 건 어떻게 알았는데?"

"밋치의 SNS를 찾아내서 프로필이랑 일기랑 사진을 봤지.

사는 곳도 공항에서 제일 가까워 보였고."

"그건 거의 스토커잖아."

"아니야. 나 밋치한테 연애 감정 같은 거 없어."

"그런 얘기가 아니라……."

지갑과 휴대폰은 잃어버리는 멍청이 주제에 문제 해결 능력은 쓸데없이 너무 좋다. 참고로 모든 작업은 무료 인터넷을 쓸 수 있는 공항 컴퓨터로 했다고 한다.

"숙박비랑 식비는 나중에 넣게. 돈도 빌릴 것 같은데, 미국에서 송금이 가능해지면 전부 갚을게."

"……나 말고 다른 사람도 있잖아. 오늘 밤은 어쩔 수 없다지만."

좀 냉정할지도 모르지만 양보할 수는 없었다. 이 남자가 있으면 미치오가 지켜온 평온한 일상이 계속 흐트러지게 될 것이기 때문이다.

"자신을 바꿔서 인생을 바꾸자."

뜬금없이 레몬이 말했다.

"뭐야, 갑자기."

"아니, 저기 있는 걸 읽었을 뿐이야."

레몬이 가리킨 곳에는 천장까지 닿아 있는 책장이 있었다. 그리고 거기에는 『자신을 바꿔서 인생을 바꾸자』, 『자신을 바꾸는 방법』,『인생을 바꾸는 노트』,『습관이 자신을 바꾼다』같은 제목의 책들이 쭉 늘어서 있었다.

"우왓!"

미치오는 부끄러워서 책장을 가로막고 섰다. 미치오의 마음을 그대로 들켰다.

"자신을 바꾸고 싶지만 아직 그 방법을 찾지 못했군."

너무 정곡을 찔린 탓에 미치오의 얼굴이 새파래졌다.

"어떻게 그걸······."

"같은 테마의 책을 여러 권 산 걸 보니 아무리 많이 읽어도 성과가 없었던 거지?"

레몬이 말하는 대로였다. 미치오는 꽤 오래전부터 그런 자신에게 진절머리가 난 상태였다.

"자신을 바꾸는 손쉬운 방법, 알고 싶어?"

"그런 방법이 있다면야 당연히 알고 싶지."

히죽거리는 레몬의 얼굴에 발끈해 미치오가 대답했다.

"가르쳐줄까?"

"지금 당장 가르쳐줘."

"근데 알기만 해선 안 돼. 실행하지 않으면."

"바꿀 방법이 있다면 물론 실행하지."

레몬은 미치오의 대답에 만족한 듯 고개를 끄덕이더니 말했다.

"그건 바로 나를 이 집에 묵게 해주는 것."

"왜 그렇게 되는 건데?"

"밋치가 왜 자신을 바꾸고 싶다고 생각했는지 모르겠지만, 지금까지 자신을 바꾸는 방법을 혼자 생각하고 혼자 조사하고 혼자 실행해서 성공하지 못한 거잖아? 그건 직원이 전부 '자신'이라서 그런 거야."

"무슨 말이야?"

"됐으니까 일단 상상해봐. 직원이 전부 자기 자신인 상황."

미치오는 여러 명의 자신이 회의실에서 신음하는 광경을 상상했다. 회의 주제는 물론 '나를 바꾸자'이다. 그 회의에서는 혁신적인 아이디어가 나오지 않는다. 여러 명의 내가 내는 아이디어가 빙빙 쳇바퀴를 돌 뿐이다. ―나는 이렇게 몇 년 동안 줄곧 '나 투성이 회의'를 계속하면서 시간을 낭비했는지도 모른다―고 미치오는 생각했다. 그러자 조금 소름이 끼쳤다.

"자신을 바꾸는 손쉬운 방법은 예상할 수 없고 이해할 수 없는 일 속으로 뛰어드는 거야. 한번 실험해보는 감각에 자신을 몰아넣고 어떻게 변하는지 즐기는 거지."

"그건 좀 무리야. 나쁘게 변할 수도 있잖아."

"나쁘게 변하면 또 다른 곳에 뛰어들면 되지."

"잘 풀릴 때까지 계속 뛰어든다는 거야? 그런 무모한 짓을……."

"무모하지만 즐거울 거야. 게다가 당시에는 나쁘게 변했다고 생각하지만, 나중에 도움이 되는 경우도 있고. 환경은 계속 변하는 법이니까. 변화에 리스크가 동반되듯이 변하지 않는 일에도 리스크는 뒤따르거든."

변하지 않는 일에도 리스크가 뒤따른다. 미치오의 머릿속에서 무언가가 번뜩였다. '그래. 그래서 나는 변하길 바란 거야.'

변화는 성가시다. 그리고 무섭다. 그런데도 왜인지 이대로는 안 된다는 마음이 늘 있었다. 그런 생각에 사로잡혀 책장 속 컬렉션을 늘렸다. 미치오는 레몬을 보았다. 이해할 수 없는 생물이 방 안에 있다. 뛰어들기에 딱 적합한 '예상할 수 없고 이해할 수 없는 일'이다. 아니, '뛰어들기에'가 아니라 이미 뛰어들었지만.

"그래. 그럼 시험해볼까."

"어? 묵게 해주는 거야?"

"집을 얻기 전까지 만이야."

"좋아, 그 기세야. 밋치는 지금 자신을 바꾸기 위한 위대한 한발을 내딛은 거야."

미치오는 자리에서 일어나 냉장고에서 맥주 두 캔을 꺼냈

다. 레몬에게 건네고 '건배'하며 캔을 맞부딪힌다. 단숨에 들이
켜니 왠지 즐거워졌다.

많은 사람들이 계획 없이
건강을 낭비한다

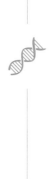

"근데 밋치가 우울했던 이유는 뭔데?"

그 말에 미치오는 잊고 있던 현실로 돌아왔다. 순간 절망적인 기분이 되살아난다.

"이거랑 관련 있는 거야?"

레몬이 노트북을 높이 들더니 미치오 쪽으로 화면을 돌렸다.

"인생 시뮬레이션 노트. 이거 밋치의 인생 계획이지?"

"그만해! 보지 마!"

"자세히 상황별로 나눈 게 대단하네. 30대에 결혼한 경우, 40대에 결혼한 경우, 결혼하지 않은 경우, 아이가 있는 경우,

없는 경우……. 아, 이직한 경우도 있네."

레몬에게서 노트북을 빼앗았지만 이미 늦었다. 레몬은 이미 폴더 안 파일을 전부 다 본 후였다.

"왜 마음대로 보는 거야?"

미치오가 거칠게 말하자 레몬이 입을 삐죽였다.

"묶게 해주는 답례로 밋치에게 도움 될 일이 없을까 해서. 당장이라도 죽을 것 같은 얼굴을 하고 있으니까."

말도 안 되는 대답이다. 아니, 말이 되나? 도움을 주기 위해 멋대로 파일을 열었다?

"아니, 무슨 일이 있었는지 직접 묻는다든지, 폴더를 발견했다 해도 일단은 봐도 되는지 물어봐야 하는 거 아니야?"

"상대가 미국인이면 그렇게 하겠지만 여긴 일본이잖아? 일본은 말로 하지 않아도 헤아리는 문화니까. 내게 노트북을 맡겼다는 건, 노트북에서 원인을 찾아내서 헤아려주길 바랐던 거지?"

레몬은 자신만만하게 우쭐대는 표정이다. 거기에 악의는 눈곱만큼도 존재하지 않는다.

"외국물을 너무 많이 먹었군."

"아무튼 이미 들켰으니 어쩔 수 없잖아. 전부 얘기할래?"

'그걸 왜 네가 말하는 거냐.' 미치오는 더 이상 대꾸하는 게 한심하게 느껴졌다. 그래서 체념하고 오늘 있었던 최악의 사건을 전부 이야기하기 시작했다. 오늘 미치오는 3년 사귄 연인인 유이카에게 프러포즈했다. 프러포즈라고 하면 드라마틱한 데이트를 한 후 마지막에 꽃다발과 반지를 선물하며 '저와 결혼해주세요'하고 말하는 게 정석일 터다. 그러나 미치오는 그 정석적인 패턴을 이해할 수 없었다. 판단할 수 있는 자료를 하나도 건네지 않고 거절하기 힘든 식사 대접을 한 후에 갑자기 서프라이즈로 일생을 좌우할 결단을 강요한다. 급기야 친구들이 협력해 의미 모를 춤을 춰서 혼란하게 만들어 정상적인 판단력을 빼앗는 경우도 있다고 한다. 그건 대규모 사기가 아닌가.

미치오는 세간의 왕도를 역행해 달렸다. 금요일 밤, 보여줄게 있다며 프로젝터를 쓸 수 있는 개별실이 있는 카페로 불러냈다. 그리고 한 달 동안 정성껏 준비한 프레젠테이션을 보여주었다. 그건 미치오의 미래에 관한 시뮬레이션이었다. 현재의 수입과 그 후의 예상 연봉을 바탕으로 결혼 후의 재정 상태를 계산했다. 자식이 있는 경우와 없는 경우, 두 가지 예산안을 짰다. 그뿐만이 아니다. 미치오가 다니는 회사가 망하게 되는 리스크와 모종의 이유로 어쩔 수 없이 그만둬야 하는 가능성을 검토하고 그런 경우의 대비 방법을 상세히 밝혔다. 심혈을 기울인 프레젠테이션이었다.

그러나 결과는 참패였다. 프레젠테이션을 호되게 지적한 유이카는 "그럼, 파이팅"이라고 산뜻하게 말하고는 가버렸다. 보기 좋게 차였다. 역시 정석대로 가는 게 정답이었다. 세상 사람들 모두가 쓰는 방법은 그 나름의 경험과 실적을 바탕으로 도출된 최상의 답인 것이다. 거기까지 말하고 미치오는 레몬을 슬쩍 보았다. 진지한 표정으로 듣고 있다. 비웃으리라고 생각했는데 의외였다. 미치오에게 더 이상 상처 주지 않도록 배려하는 걸까.

"하고 싶은 말 있으면 해도 돼."

"프레젠테이션 자료가 이해하기 어려워."

"뭐?"

왜 굳이 다 끝난 일의 상처를 도려내는 걸까.

"메시지가 전해지지 않는다고 해야 하나, 데이터의 나열이라서 뭘 말하고 싶은지 잘 모르겠다고 해야 하나."

스스로 잘 알고 있는 사실을 다른 사람의 입으로 듣는 것만큼 힘든 일도 없다. 내용을 생각하는 데 시간을 너무 쏟아서 프레젠테이션 자료까지는 신경 쓰지 못했다.

"됐어. 그건 알고 있으니까. 반성했어."

"그게 아니라, 이 프러포즈가 여자 친구한테 전해지지 않은 거 아냐?"

"전해지지 않았다고?"

"누구 이야기인지 모르겠어. 나야 폴더 안에 있는 내용을 전부 봤으니까 이게 밋치의 이야기라는 걸 알지만."

'그렇다는 건 설마.' 미치오는 주머니에서 휴대폰을 꺼내 유이카가 보낸 메시지의 착신 알림을 바라본다. 메시지가 온 줄은 알고 있었지만 보기 무서워서 확인하지 않았다.

엄격하게 지적해서 미안해!
그래도 열의는 대단했으니까
오늘 지적한 부분을 전부 고치면
무조건 성공할 거야. 힘내!

"오오, 좋은 여자 친구네."

어느새 레몬이 미치오의 휴대폰을 엿보고 있었다. 미치오는 힘이 빠져 소파에 몸을 파묻었다.

"잘됐네!"

유이카에게 전해지지 않았다. 그렇다는 건 프러포즈를 거절당한 게 아니다. 무효다. 침울했던 기분이 갑자기 밝아졌다. 온 세상 모든 것에 감사하고픈 기분이었다.

오늘은 시간 내줘서 고마워.

참고가 많이 됐어.

꼭 성공해 보일게.

답장을 보내고 한숨 돌린다. 유이카가 이걸 무슨 프레젠테이션이라고 생각하는지는 모르겠지만, 귀중한 시간을 쪼개서 이야기를 들어주어 고맙다는 마음도 다음번에는 반드시 성공하겠다는 결의도 거짓은 아니다.

"다음번엔 평범한 프러포즈를 해야……."

"그래? 나는 이 노선으로 해도 괜찮을 것 같은데."

노트북은 레몬의 손으로 돌아갔다. 다시 열심히 미치오의 엑셀 파일을 들여다보고 있다.

"밋치는 예전에 여름방학 숙제 계획표도 만들었잖아. 색연필로 상세하고 빽빽하게. 이런 거 만드는 거 좋아하지?"

듣고 보니 그럴지도 모르겠다. 스스로 자각은 못 했지만, 이 인생 계획표를 만드는 일도 꽤 즐거웠다. 아직 보지 못한 미래도 연표에 넣으면 흐릿하게 형태가 보이기 시작한다. 미래는 알 수 없다고 하지만 이미 아는 부분도 꽤 많다. 예컨대 회사원으로 정년퇴직하는 나이, 연금을 받기 시작하는 시기와 그 금액, 아이를 가지는 나이, 아이가 성인이 될 때까지의 기간.

미래를 생각하는 것은 귀찮고 조금 무섭지만, 이렇게 가상 시나리오를 완성하면 안심할 수 있다.

"나는 그게 밋치의 장점이라고 생각해. 장미 꽃다발이랑 약혼반지로 하는 프러포즈보다 밋치답거든. 그걸 싫어하는 사람은 밋치랑 결혼해도 힘들지 않을까?"

"그러네." 레몬의 발상에 미치오는 감탄했다.

"그럼 이번에야말로 잘 전해지는 프레젠테이션을 해서 성공시켜야지."

"아, 전달 방법도 고쳐야겠지만 그것보다 이 시뮬레이션에는 결정적으로 누락된 부분이 있어. 그걸 먼저 고쳐야 해."

"누락된 부분? 어딘데?"

내용에는 자신이 있었던 미치오는 깜짝 놀랐다. 모든 가능성을 다 상정했다고 자부하는데.

"중요한 자산 운용 계획을 빠트렸어."

자산? 운용? 갑자기 묘한 이야기로 흘러가기 시작하자 미치오는 경계했다. 혹시 뭔가 강매하는 걸까?

"자산 운용도 하고 있어. 소액이지만. 인덱스펀드 적립식 투자.●"

● KOSPI, S&P500 등의 특정 주가 지수와 수익률이 연동되는 펀드에 매월 일정 금액을 적립하는 방식.

"오, 좋네. 30대부터 시작하면 시간을 내 편으로 만들 수 있으니까."

레몬은 멋대로 노트북 속 파일을 차례차례 열어본다. 이 전개는 좀 곤란한데. 미치오는 허둥대며 자신이 좋은 고객이 아님을 어필한다.

"뭐, 그렇긴 한데 투자에 돌릴 여유 자금이 없어서 조금씩 하는 거야. 그 시뮬레이션 표는 좀 과장한 거고. 자본이 없어서 이 이상의 자산 운용은 힘들어."

레몬이 노트북에서 얼굴을 들더니 생긋 웃었다.

"괜찮아. 내가 말하는 자산엔 자본이 필요 없거든. 그렇다기보다 밋치가 이미 가지고 있어."

"무슨 말이야?" 점점 더 의심스러워진다. 뭔가 수상쩍은 금융상품을 강매 당할지도 모른다.

"밋치뿐 아니야. 세상 사람들 대부분이 태어났을 때부터 가졌어. 하지만 매일 아무 생각 없이 그 자산을 무계획하게 낭비하고 있지. 죄다 사라져버릴 때까지."

"그 자산이라는 게 혹시……."

"건강이야."

미치오는 맥이 풀려 레몬을 쳐다봤다. 놀리는 것처럼 보이지는 않았다. 레몬은 더없이 진지했다.

왜 사람은 건강이라는
자산에 투자하지 않는가?

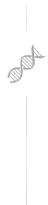

"황당하다는 얼굴이네."

레몬이 깊은 한숨을 쉬었다.

"다들 그런 반응이야. 특히 일본인은."

"그야 몸이 자산이라는 말은 흔히들 하는데, 새삼 그런 당연한 말은 안 해도 아니까."

"흠, 알고 있으면 건강이라는 자산이 일본 엔으로 얼마에 해당하는지 추측해봐."

건강을 돈으로 환산한다? 이상한 질문에 미치오는 머릿속이 혼란스러웠다.

"100만 엔 정도?"

"어떻게 계산한 건데?"

"큰 병에 걸려서 수술하고 입원하는 비용……."

"대화가 안 되네요."

갑자기 이죽거리는 레몬의 존댓말에 미치오는 발끈했다.

"그런 걸 갑자기 어떻게 계산해."

"밋치는 가능해. 여기 적혀 있거든."

레몬이 미치오에게 보여준 노트북 화면에는 미치오가 스스로 추산한 평생 연봉이 표시되어 있었다. 건강이라는 자산을 돈으로 환산하면 평생 연봉에 해당한다는 것. 듣고 보니 그렇게 생각할 수도 있을 듯하다. 물론 건강을 돈으로 바꿀 수는 없지만, 현재 가정하는 돈을 벌어들이는 수단은 건강하지 않으면 실현할 수 없다. 말하고 싶은 바는 이해했다. 하지만 왠지 납득할 수 없다. 속은 기분이다.

"건강은 내 힘으로 어떻게 할 수 없고 어쩌다 보니 그렇게 되는 거잖아. 여차하면 최신 의학이 어떻게든 해줄 거고. 생명보험도 들었어."

"허허, 밋치답지 않네."

왠지 레몬의 태도에 짜증이 나기 시작했다. 깨닫고 보니 낮은 테이블 위에 빈 맥주 캔이 여러 개 늘어서 있다. 언제 이렇게 마신 걸까.

"밋치는 만약 부모님한테 유산을 상속받았는데 그게 총 얼마인지 모르면 어떻게 할 거야?"

"최대한 오래 쓸 수 있도록 절약해서 쓸 거야. 금액에 따라 다르겠지만 나머지는 운용할 거고."

"그렇지? 그게 바로 밋치다운 느낌이야. 계획 없이 맘껏 쓰다가 바닥난 후에는 인생을 끝내면 그만이라는 식으로 생각하지 않지."

레몬이 미치오의 머리를 톡톡 두드린다. 짜증이 난다. 이제 두 번 다시 이 녀석에게 맥주를 주지 않을 테다.

"건강도 마찬가지라고 말하고 싶은 거지?"

"응, 맞아. 참 잘했어요."

이번에는 머리를 쓰다듬는다. 미치오는 마음을 비우고 무시했다.

"그런데 돈이면 절약이나 운용을 할 수 있지만, 건강은 방법이 없잖아? 자연의 뜻에 맡기는 수밖에."

"과연 그럴까? 그런데 병에 걸리면 의사에게 의지하잖아. 적어도 자연의 뜻에 맡길 수밖에 없다면서 곧바로 포기하고 방치하지는 않지."

"뭐, 그렇지."

"부서진 걸 고치는 것보다 부서지지 않게 관리하는 게 더 쉽다고 생각하지 않아?"

"근데 그렇게 먼 훗날의 일을 벌써……."

"투자할 땐 시간을 내 편으로 만들라고 책에 적혀 있었지?"

레몬은 어느새 책장을 바라보고 있었다. 레몬이 보는 책장 한 귀퉁이에는 입문자용 투자 서적이 빽빽하다.

"매월 1, 2만 엔이라도 투자하는 것과 하지 않는 것은 30년 후, 40년 후에 큰 차이를 만들어. 건강에 대한 투자도 똑같아. 아무것도 모른 채로 건강에 나쁜 행동을 계속할지 아니면 건강에 좋은 일을 계속할지. 그건 30년, 40년 후에 큰 차이를 만들 거야. 아니, 그렇게 먼일을 생각하지 않더라도 건강 상태가 개선돼서 퍼포먼스가 향상되면 당장 몇 개월 후에 이익이 날지도 몰라."

레몬은 미치오를 보면서 히죽 웃었다.

"해보고 싶어졌지? 건강자산에 투자."

악의가 느껴지는 웃음 때문에 수상쩍은 상품 권유로밖에 들리지 않았다. 미치오는 흠―하는 소리를 냈다. 레몬의 악의나 기분 나쁜 태도와는 별개로 썩 내키지 않았다. 레몬이 하는 말은 틀린 게 없고 건강은 중요하다. 알고 있는데도 현금 투자와는 달리 왜 이렇게 의욕이 생기지 않는 걸까? 레몬은 미치오의 반응을 보고 히죽히죽 웃더니 벌떡 일어나 과장스럽게 양팔을 벌렸다.

"짜잔. 발표합니다! 왜 사람은 건강이라는 자산에 투자하지 않는가?"

"왜 갑자기 신이 났어. 일단은 밤늦은 시간이니까 이웃한테 폐 끼치지 말아줘."

"오케이."

레몬은 목소리 볼륨을 줄였다. 하지만 텐션은 그대로다.

"첫 번째, 병은 노인이나 걸리는 것. 아직 내 일이 아니라고 여긴다."

"맞아, 맞아."

미치오는 고개를 끄덕였다. 끄덕이면서 자신의 모순을 깨달았다. 죽을 때까지의 면밀한 계획표를 만들고 '먼 미래의 이야기'도 계산했으면서, 왜인지 병이나 노화에 대해서는 생각하지 않았다.

"네, 안타깝지만 노화는 태어난 순간부터 시작됩니다. 건강에 대한 투자는 빠르면 빠를수록 적은 노력으로 큰 수익을 낼수 있지. 예를 들어 알츠하이머병에 대한 대비는 언제부터 시작하면 좋을까?"

"빠를수록 좋은 거면 50대 정도?"

"땡. 알츠하이머병의 원인 물질은 40대부터 쌓이기 시작한다는 데이터가 있어. 즉 40대가 되기 전부터 시작하는 게 효과적이야."

"그렇구나."

40대까지 앞으로 5년인데. 먼 미래가 갑자기 눈앞에 닥쳤다. 알츠하이머병 같은 건 그야말로 고령자의 병이고 자신과는 관계가 없다고 생각했던 미치오는 충격을 받았다.

"두 번째, 몸에 관한 건 어려우니까 공부해도 모른다며 포기한다."

"그건 맞잖아?"

"어려운 자격시험이며 복잡한 업무나 경제 공부는 할 수 있으면서?"

"그거랑 이건 전혀 달라. 아무리 생각해도 난 의대에 합격할 만한 머리는 아니야."

"환자를 치료할 정도의 지식은 필요 없어. 기본적인 몸의 구조만 이해하면 돼. 자기 몸속에서 무슨 일이 일어나고 있는지 아는 게 세계 경제를 아는 것보단 쉬울 것 같은데."

'아니, 둘 다 어려워'하고 미치오가 마음속으로 반론하는 동안에도 레몬은 말을 이어 나갔다.

"세 번째, 생각하기가 무섭다. 무서우니까 병에 걸리고 나서 생각한다."

"……."

이것 역시 적중했다. 하지만 객관적으로 볼 때 합리적인 생각이 아니라는 건 미치오도 안다. 무섭다는 이유로 눈을 감고 달리면 심하게 넘어져 다칠 것이 뻔하다.

"병에 걸린 후에 생각하면 늦다고 말하고 싶은 거지?"

"맞아. 최신 의학으로도 고칠 수 없는 병이나 부상은 잔뜩 있고, 고친다 한들 예전의 건강한 몸으로 돌아갈 수 있는 것도 아니야. 체력을 뺏기고 몸은 상처를 입지. 인간은 누구나 나이를 먹고 병에 걸리고 결국에는 죽지만, 건강이라는 자산을 언제까지 보존하고 싶은지, 그걸 생각하지 않는 사람이 너무 많아."

미치오는 자신이 만든 인생 계획표를 떠올렸다. 60세 칸에 배우자와 함께 세계 여행을 하겠다는 꿈을 적어두었다. 거기에 필요한 자금도 계산했는데 건강에 관해서는 전혀 고려하지 않았다. 관광명소를 돌아다니기 위해서는 장시간 걸을 체력이 필요할 터다. 이국의 독특한 음식을 즐길 위장도 필요하다. 건강하지 않다면 여행이나 즐기고 있을 때가 아니다.

"네 번째, 이게 마지막이야."

어느새 미치오는 레몬의 이야기에 빠져들었다. 조금 설레어

하며 다음에 이어질 말을 기다렸다.

"의사가 어떻게든 해줄 거라고 믿는다."

"근데 그게 일반적이잖아? 의사는 그게 일이고."

"땡, 오답이야. 의사는 건강 전문가가 아니야. 병 전문가이긴 하지만."

미치오는 고개를 갸웃했다. 둘 다 같은 거 아닌가? 왠지 억지 이론 같다.

"경제 상황이나 돈 사용법이 사람의 생활 방식에 따라 전혀 다르듯이 건강과 그 유지 방법도 사람마다 다 다른 법이야. 자, 소중한 자산을 누구한테 맡길래?"

'누구에게 맡길까?' 미치오는 지금까지의 자신을 돌아보았다. 이따금 건강에 눈을 떠서 영양제나 책을 산 적은 있다. 하지만 그걸 왜 샀는지 돌이켜보면, 광고의 이미지나 자극적인 제목에 끌렸을 뿐이다. 그게 자신에게 필요하고 맞는 것인지 애초에 정말 효과가 있긴 한 것인지 일절 생각하지 않았다. 병에 걸리면 의사에게 진찰을 받지만, 평소 생활을 이야기하면서 건강상담을 한 적은 한 번도 없다. '건강자산을 맡길 만한 사람이 없네……'하고 미치오는 생각했다.

"설마 스스로 생각하는 수밖에 없다는 말이야?"

"응. 근데 약간의 지식이면 충분해. 이 책장을 가득 메울 만

큼은 필요 없고. 음, 책 한 권 분량 정도의 지식이면 충분해. 그
것만으로도 앞으로 자산을 형성하는 데 큰 차이가 생길 거야.
알고 싶지 않아?"

"알고 싶어."

저도 모르게 미치오는 그렇게 대답했다.

"그럼 밋치가 제1호야."

"무슨 1호인데?"

"건강자산운용가. 이걸 육성하는 사업을 시작하려고 일본에
돌아온 거야."

"내가 건강자산운용가가 되는 거야?"

"응."

"누가 육성하는데?"

주뼛주뼛 미치오가 묻자 레몬은 만면에 미소를 띠고 엄지손
가락을 치켜세워 자신을 가리켰다. 영문을 모르겠다. 이해할 수
없는 일에 뛰어드는 게 자신을 바꾸는 비결이라는 건 알겠지
만 아무리 그래도 이건 지나치게 혼란스럽다. 밤늦은 시간인
데다 술로 흐트러진 뇌로 판단하는 건 너무 위험하다. 다음 이
야기는 내일로 미뤄야 한다. 미치오의 마음이 동요했다. 하지
만 나쁜 기분은 아니었다. 초등학생 때 친구와 함께 탐험하고
다니던 때 느꼈던, 긴장감과 흥분이 뒤섞인 그런 기분이었다.

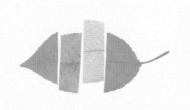

2장

건강자산을 현명하게 운용하기 위한 세 가지 힘

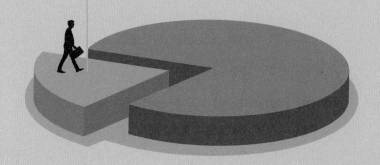

건강을 지키는 데
의욕은 필요 없다

머리맡 휴대폰을 확인하니 오전 8시였다. 이런 시간에 자연스럽게 눈이 떠진 건 오랜만이라는 생각이 들었다. 평일엔 알람이 계속 울리지 않으면 일어나지 못하고, 일정이 없는 휴일에는 오전 내내 잔다.

머리도 상쾌했다. 침대에서 일어나니 소파에서 코를 고는 레몬이 보였다. 양팔로 노트북을 안고 있다. 레몬의 팔에서 노트북을 슬쩍 빼냈다. 어젯밤 들었던 말이 머릿속에 떠오른다.

세상 사람들 대부분이 태어났을 때부터 가졌지만 매일 아무 생각이나 계획 없이 계속 낭비하고 있는 건강이라는 자산.

'자신이 이미 자산을 가지고 있다는 발상은 처음인데.' 방 하나에 작은 거실이 딸린 집 한구석에는 커다란 책장이 우뚝 서 있다. 큰맘 먹고 이 책장을 샀을 때는 책장이 메워지면 메워질수록 스스로가 바뀔 수 있을 듯한 기분이 들었다. 책장에는 온통 자신에게 투자하기 위한 책뿐이다. 소설이나 만화는 없다. 즐기기 위한 책은 옷장 깊숙한 곳에 넣어두었다. 경제를 배우는 책. 영어를 배우는 책. 비즈니스에 필수인 능력을 익히는 책. 커뮤니케이션론. 효율적으로 시간을 쓰는 법. 투자 관련 책. 다양한 장르가 있지만 건강에 관한 책은 한 권도 없다.

자신은 앞날을 내다보는 견실한 삶을 살고 있다고 믿었다. 20대부터 저금을 했고 절약하는 습관도 몸에 배었다. 가능하다면 지금 회사에서 정년까지 일하고 싶지만, 낙관은 하지 않는다. 회사를 그만두게 되거나 회사가 망하는 사태가 일어나지 않는다는 보장도 없다. 다가오는 시대를 살아가기 위해 어떤 능력이 필요한지 생각하며 세미나에도 참가했고, 부업도 시작하려고 생각하고 있다. 저축 금액도 노후 자금을 계산해서 정했고, 투자도 안전한 곳에만 한다. 그러나 자신의 건강에 대해서는 무엇 하나 대책을 세우지 않았다.

미치오가 계획한 미래 설계는 모두 건강이라는 토대 위에서 성립한다. 제아무리 면밀한 계획이라 할지라도 토대가 흔들리면 무너져 내리고 만다. 그럼에도 건강에 관해 생각한 적이 없었다. 생각하기는커녕 누가 봐도 명백하게 건강에 나쁜 생활을 계속하고 있다.

집에서 밥은 하지 않는다. 식사는 주로 편의점 도시락을 먹거나 자극적이고 양이 많은 정식 집에서 먹는다. 야식도 먹고 맥주도 매일 마신다. 일이 닥치면 밤샘도 하고, 카페인이 든 자극적인 에너지 드링크도 벌컥벌컥 마신다.

젊을 땐 그런 생활을 계속해도 괜찮을지 모른다. 건강자산이 풍부하기 때문이다. 그러나 자산은 영원하지 않다. 수명이 40세라면 아무 생각 없이 마음껏 몸을 혹사해도 상관없다. 그러나 100세 인생 시대라 불리는 지금은 40세에 벌써 엉망이 되어서는 안 된다. 기계와는 달리 대체도 불가능하다. 부품 교환도 기본적으로는 할 수 없다. 거기까지 생각하자 미치오는 갑자기 불안해졌다. 생각하면 할수록 자신이 상정한 미래의 토대가 흔들린다. 무슨 일이 일어나기 전까진 되도록 모르는 척하고 싶다. 설령 일어난 후엔 이미 때가 늦었다 하더라도.

무의식중에 손을 리모컨으로 뻗어서 TV를 튼다. 늘 하는 버릇이다. 소리가 없으면 적적해서 보고 싶지 않아도 틀게 된다. TV를 틀고 나서 레몬이 아직 자고 있음을 떠올리고는 아차 싶었다. 소파 위 덩어리가 느릿느릿 움직였다. 레몬이 일어난 것이다.

"배고파."

힘없는 목소리였다. 소파에 누운 채 글썽한 눈으로 미치오를 바라본다. 미치오는 본가에서 키우는 개를 떠올리며 말했다.

"컵라면밖에 없는데?"

"좋지! 밋치는 안 먹어?"

"난 아침은 됐어. 커피나 마셔야지."

주전자에 넉넉하게 물을 넣고 끓인다. 주방 찬장 문을 연다. 찬장에는 인터넷에서 박스째 구입한 컵라면이 꽉 들어차 있다. 주로 야식이나 휴일 간식용이다. 뜨거운 물을 부은 컵라면을 레몬에게 건네고 자신은 인스턴트 커피를 탄다.

"자, 여기. 이대로 3분 기다려."

"젓가락 줘."

미치오에게 나무젓가락을 받은 레몬은 미치오의 제지를 무시하고 라면을 먹기 시작했다. '3분도 못 기다리나…….' 미치오는 의심으로 인해 마음이 점점 불안해졌다. 자산 형성이나 건강 관리와는 연이 없어 보이는 이 남자에게 속고 있는 것은 아닐까?

"컵라면은 건강에 안 좋은 거 아냐?"

"어떤 음식이든 과식하면 건강에 안 좋아."

"그런 이상한 논리를 말하는 게 아니라."

"사람들이 티끌 모아 태산이라고 자주 말하잖아. 근데 티끌로 태산 만드는 거 힘든 일이야. 아무리 열심히 쌓아도 바람이 불면 단번에 날아가 사라지니까. 생각해봐. 티끌이라니까?"

미치오는 얼굴을 찌푸렸다. 듣기만 해도 재채기가 나올 것 같다.

"건강을 위해 이걸 먹으라는 둥 저걸 먹으라는 둥 말하기 시작하면 끝이 없어. 귀찮고 지속할 수 없으니까. 그런 걸 생각하는 게 취미인 사람은 괜찮겠지만 그렇지 않으면 힘들어. 게다가 매일매일 부지런히 애썼는데 혹 그게 잘못된 정보였다 해도 보상받을 수 없지. 개중에는 이상한 이론에 빠져서 도리어 건강에 나쁜 짓을 계속하다가 돌이킬 수 없게 된 사람도 있어"

말을 끝낸 레몬은 후루룩 크게 소리를 내며 라면을 먹었다.

"아아, 소리 내면서 먹는 거 기분 좋다. 진짜 일본에 돌아온 느낌이야."

힘이 쭉 빠졌다. 미치오는 크게 한숨을 내쉬었다.

"모처럼 건강 의식이 높아지고 있는데 왜 의욕을 상실하게 만드는 거야?"

"의욕 같은 거 필요 없으니까."

"뭐라고?"

"미치오는 책을 읽은 직후에는 행동하지만, 금세 까먹고 원래 생활로 돌아가지?"

레몬의 말대로다.

"까먹은 거 아냐. 기억은 하지만 매일 바쁘게 살다 보니 실천하지 못할 뿐이지."

"까먹었든 기억하고 있든 상관없어. 의욕 없이도 할 수 있는 일이 아니라면 지속할 수 없으니까."

'잘 먹었습니다'하고 말하며 레몬이 일어선다. 라면 국물을 싱크대에 버리고 용기도 가볍게 헹군다.

"아니면 밋치는 의욕 무한 제조기인 거야?"

열 받는 말투이긴 해도 레몬이 말하려는 바는 이해했다. 의욕에는 한계가 있다. 게다가 미치오의 경우 의욕의 양이 꽤 적은 편이다. 거의 없는 그 의욕의 대부분은 일에 소진하고, 집에 돌아올 때쯤엔 남은 게 없다. 기껏해야 책을 사서 끝까지 읽는 정도가 최선이다.

"의욕도 자산이라고 말하고 싶은 거지?"

"자산이라기보다 특별 한정 아이템? 심지어 사람에 따라 한 번에 가질 수 있는 수량이 한정된 아이템. 밋치는 의욕을 몇 개나 가지고 있는데?"

"몇 개라, 어디 보자……."

'의욕이란 게 그렇게 셀 수 있는 거였어!?' 미치오는 일단 지난주에 의욕이 몇 번 생겼는지 되새겨보았다.

"일주일에 열 개 정도."

그런데 지난주에는 그 의욕 전부를 프러포즈 대작전에 쏟아부었다. 일에 할당한 의욕은 거의 제로다. 덕분에 회사에서는 상당히 쓸모없는 존재였다.

"그 열 개를 건강 유지에 쓰면 다른 일은 할 수 없게 되겠지."

맞는 말이었다. 그래서 건강에 관련된 일은 필요한 줄 알면서도 뒷전으로 미룬 것이다. 미치오는 기세 좋게 손을 들었다.

"저기요, 선생님."

"뭔가요, 미치오 군."

"의욕 없이도 건강자산에 투자할 수 있는 방법을 가르쳐주세요."

이제 잘난 척은 필요 없다. 얼른 본론에 들어가고 싶다. 레몬은 급해진 미치오를 만족스럽게 보더니 거드름을 피우며 의기양양하게 말했다.

"어쩔 수 없군. 그럼 수업을 시작해볼까. 건강자산을 늘리기 위해 필요한 세 가지 힘에 관해 설명하지."

갖추어야 하는
세 가지 힘

비즈니스서나 자기계발서를 닥치는 대로 읽은 미치오는 '세 가지 힘' 같은 말을 들으면 가슴이 설렌다. 왠지 대충 다 이해한 느낌이 든다. 미치오는 레몬의 다음 말을 기다렸다. 그러나 레몬은 좀처럼 입을 열지 않았다. 흘깃흘깃 미치오를 볼 뿐이다.

"아직 시작 안 하는 거야?"

"아니. 내가 전부 말하는 것도 좋지만 스스로 생각하는 게 머리에 더 잘 들어가지 않을까 해서."

또 약 올리는 건가. 미치오는 진저리가 났다. 이렇게 된 이상 내가 빨리 답을 찾아내 주지. 세 가지 힘, 맞혀 주겠어! 미치오는 정신을 집중했다.

"그럼 생각하면서 말해도 괜찮을까?"

"그렇게 해."

"자산 형성이라는 건 돈으로 생각하면 매일 바지런하게 불을 꺼서 전기세를 아낀다든지 마트 세일 때 10엔 저렴하게 컵라면을 사서 쟁여둔다든지 하는 그런 게 아니야. 좀 더 근본적인 부분의 사고방식과 행동에 혁신이 필요하지. 예를 들어 차를 팔거나 월세가 싼 곳으로 이사한다든지, 직업을 바꾸거나 65세가 아니라 70세까지 일을 한다든지 하는 식으로."

"그렇지."

"그리고 복권에 당첨돼서 단번에 역전시킨다든지 주식으로 크게 번다든지 하는 불확실한 것들에 기대하는 것도 잘못됐어."

"음음."

"또 무리해서 하면 지속할 수 없어. 투잡을 하며 쉬는 날 없이 일한다거나 생활의 질을 떨어뜨리면서까지 저금을 한다거나. 자산 형성은 행복해지기 위해서 하는 건데, 그건 본말전도야."

"흠흠."

지겨워지기 시작했는지 레몬의 맞장구가 이상하다. 그러나 미치오는 자기 생각을 정리하는 데 열중해 눈치채지 못했다.

"현금 투자에 성공하고 싶으면 주식 하나하나에 일희일비할 게 아니라 경제의 전체적인 구조나 원칙을 아는 것이 중요하지. 그렇다면 건강도……."

거기까지 말하고 미치오는 입을 다물었다. 건강 또한 현금 투자와 마찬가지로 전체적인 구조와 원칙을 아는 것이 중요할 터다. 거기까지는 좋다. 그런데 건강의 구조와 원칙이란 도대체 뭘까? '흠, 모르겠네.' 생각해도 답은 나오지 않았다. 그러나 중간까지이긴 해도 꽤 좋은 지점까지 왔다. 레몬도 감탄 중이 겠지……하고 생각하며 옆을 본다. 레몬은 입을 벌리고 TV를 보고 있었다.

"이 아저씨 이상한 소리만 하네."

"저기, 내 이야기 들었어?"

"들었어, 들었어. 좋은 이야기였어."

레몬이 아저씨라고 부른 건 TV에 자주 나오는 유명한 의사였다. 책이 베스트셀러에 올라 매스컴에서 잘 팔리는 사람이다. 의료에 관한 이야기를 하는 중이다. 자기 환자에게 효과가 있었던 치료법에 대한 이야기를 줄줄 읊고 있다.

"거짓말을 하고 있다는 거야?"

"본인은 거짓말을 할 생각이 아닐지도 모르지만, 자기에게 한정된 경험을 누구에게나 통용하는 일반적인 법칙처럼 말하는 게 이상한 거야. 데이터의 양도 적고 해석도 주관적인데."

"그래도 이제껏 같은 경우를 몇 명이나 봤대."

"부족해. 검증할 내용에 따라 다르겠지만, 100명 정도는 되어야지."

"그건 불가능하잖아. 우연히 같은 증상을 가진 사람이 온다고 해도 혼자 100명이나 진찰하려면 몇 년은 걸릴 거야."

"응. 그러니까 혼자서 진찰한 데이터만 가지고 뭔가를 말하려는 게 이상한 거야. 원래라면 여러 명이 팀을 이뤄 같은 조건하에서 관찰한 다음 평가하지. 경우에 따라서는 그렇게 얻은 복수의 연구 결과를 정리해서 통계적으로 재평가하는 방법도 있어. 그렇게 하면 천 명, 만 명 단위의 데이터로 조사할 수 있으니까."

거기까지 말하고 레몬은 짝하고 박수를 쳤다.

"힌트는 끝. 알아냈어? 건강자산을 운용하기 위해 필요한 것."

"어? 방금 말한 게 힌트야?"

미치오는 황급히 방금 대화를 되짚어보았다.

"음, 그러니까, 의사를 믿지 말아야 한다?"

"흠. 엉성한 결론이네. 30점. 의사라는 이유만으로 무조건 믿으면 안 되는 건 당연하지만. 근데 제대로 된 의사도 있어.

그걸 판별하는 게 중요한데, 밋치라면 어떻게 가려낼 거야?"

"어떻게라니……."

미치오는 레몬에게 질문을 받고 처음으로 이제껏 한 번도 의사를 가려낼 생각을 한 적이 없다는 사실을 깨달았다. 근처에 있다는 이유만으로 병원을 고르고 의사가 하는 말은 의심한 적이 없다.

"모르겠어. 생각해본 적도 없고."

미치오는 솔직하게 대답했다.

"응, 보통은 그렇지. 가려내기 위해서는 판단하기 위한 기준이 필요해. 첫째는 명백한 오류를 분별하는 힘이야. 더 자세히 말하자면 객관적으로 판단할 과학적 잣대를 갖추는 거지."

"과학적 잣대……."

"응. 그걸 가지고 측정하면 수상쩍은 것과 확실한 걸 구분해낼 수 있어. 그런 잣대."

'거짓말 탐지기 같네.' 과학적 잣대라니, 그런 걸 가질 수 있다면 편리할 터다. 그러나 문과 출신인 미치오는 과학이라는 말을 듣기만 해도 도망치고 싶어진다.

"그리고 또 하나. 자기의 가치관을 가지는 것."

왠지 좀 뜬금없는 말이었다.

"근데 그건 객관적으로 판단하는 것과 모순되지 않나?"

"명백한 오류는 객관적으로 판별하지. 하지만 건강이나 의료의 어려운 부분은 과학적으로 확실히 검증된 것만 실용화되지는 않는다는 점이야. 대부분 성급하게 시행하니까."

미치오의 얼굴이 굳어졌다.

"거짓말이지?"

"거짓말 아니야. 새로운 치료법을 발견해도 과학적으로 검증하려면 수많은 환자의 협력을 얻어서 몇 년이나 연구해야 해. 결과가 나오는 건 10년이나 20년 후가 되겠지. 하지만 그래서야 눈앞의 환자를 구할 수 없어. 리스크와 베네핏을 저울질해서 베네핏이 명백히 큰 경우에는 리스크를 감수하고 빨리 실용화하는 경우가 있어. 물론 최후의 판단을 하는 건 환자 자신이지만."

"환자 자신이 판단한다……. 그 판단 기준이 가치관이라는 뜻인가?"

"맞아. 리스크를 얼마나 감수할 수 있는지, 건강의 가치를 얼마나 높이 평가하는지. 결국은 전부 개인의 가치관에 달렸어. 병에 걸렸을 때 리스크는 감수하고 싶지 않고 병은 고쳐주길 바란다는 건 통하지 않아. 모든 의료 행위에는 리스크가 따르니까."

'의료에 리스크가 따른다는 건 생각해본 적도 없는데.' 미치오는 다행스럽게도 이제껏 병과는 연이 없었다. 의료에 리스크가 따른다는 사실을 전혀 생각지도 못한 상태에서 큰 병에 걸려 "수술을 해야만 낫는 병이지만, 수술에 따르는 사망 위험이 10%입니다"라는 말을 듣는다면 선택하기 어렵다. 패닉에 빠질지도 모른다. 창백해진 미치오를 보며 레몬은 웃었다.

"좀 겁을 준 것 같은데, 리스크가 제로가 아닌 건 의료뿐만은 아니니까 괜찮아. 차를 타면 사고를 당할지도 모르고, 밖에서 걷다 보면 묻지 마 살인을 당할지도 몰라. 연애를 하면 상대가 스토커로 변할지도 모르는 일이고. 맛있는 음식을 먹으면 식중독에 걸릴 수도 있어."

"아니. 그거 하나도 괜찮지 않은데."

"밋치는 이미 리스크로 가득한 세계에서 살고 있어. 모든 리스크를 다 걱정하면 미쳐버리고 말 테니까 평소엔 잊고 지내도 돼. 유사시에 리스크와 마주할 용기만 있다면."

리스크와 마주한다. 최근 비슷한 생각을 한 적이 있는 듯하다. 미치오는 머릿속에서 마구 뒤섞여 흩어져 있는 기억을 더듬는다.

'그래, 투자를 공부했을 때다.' 돈은 벌고 싶지만 리스크를 감수하는 건 싫다는 안일한 생각을 하면 달콤한 말에 속아 넘어가 큰 손해를 보기 쉽다. 건강이나 병도 마찬가지다. 어떤 리스크도 감수하고 싶지 않지만 병으로 고통받고 싶지는 않다. 그런 생각을 가지고 있으면 누군가에게 사기를 당할지도 모른다.

"건강자산을 운용하기 위한 세 가지 힘. 그 첫 번째는 건강에 대한 자신의 판단 기준을 기르는 거야. 자, 그럼 두 번째는?"

"잠깐만. 아직 첫 번째도 다 정리가 안 됐어."

"나중에 더 자세히 할 거니까 괜찮아."

모처럼 의욕이 생겼는데―하고 말하려다가 삼켰다. 의욕은 필요 없다는 레몬의 말이 떠올랐기 때문이다.

몸의 시스템을 아는 건
사실 간단하다

레몬은 설명을 시작하지 않았다. 두 번째도 미치오 스스로 생각하게 할 요량인 것이다. '자신의 판단 기준을 확실히 가지고 과학적으로 의심스러운지 아니면 믿을 만한지 분별할 수 있게 되었다. 다음으로 필요한 건……'

"영양분 섭취?"

말하면서도 왠지 아닌 듯한 기분이 들어 고개를 갸웃했다. 레몬이 묻는 건 건강해지기 위한 습관이나 개별 지식이 아니라 보다 근본적인 무언가, 즉 원리 원칙이기 때문이다.

"어떤 영양분을 섭취하면 좋은지는 어떻게 판단하지?"

"책을 읽고 조사하면서 공부하지. 과학적으로 옳은 말인지 분별해서 올바른 정보를 사용하면 되잖아?"

"그럼 그 정보가 자기에게 맞는지는 어떻게 판단하는데?"

"뭐?"

"사람마다 체질이나 생활 습관, 부족한 영양분, 병에 걸리기 쉬운 타입인지 어떤지가 다 달라. 물론 성격이나 사고방식도 다르고. 어떤 정보를 어느 타이밍에 자신에게 적용하면 좋은 지, 그걸 최종적으로 판단할 수 있는 건 자기 자신밖에 없어."

"……자기 몸은 자기가 제일 잘 아니까?"

"그러면 좋지. 원래는 그래야 하는 거야."

레몬은 에둘러 말했다. 그래야 한다. 즉 현재는 그렇지 않다 는 뜻이다.

"밋치는 자기 몸에 대해 잘 안다고 자신해?"

"그거야 나름대로 파악은 하고 있지……."

'나는 내 몸에 대해 잘 모르는데…….' 머릿속에 떠오른 건 초등학생 때 즐겨 보던 도감이었다. 몸의 시스템과 구조를 그림으로 설명한 책이었다. 소화 시스템은 중학교 때 이과에서 배웠던 것 같은데 흐릿한 기억밖에 없다. 고등학교에서는 생물을 선택했다. 그러나 암기과목이라고 결론짓고서 머릿속에 마구 집어넣었던 지식은 이제 거의 다 사라지고 없다.

"몸의 시스템을 이해하는 것. 그게 건강자산을 운용하기 위해 필요한 두 번째 힘이야."

"어디까지 알면 되는데?"

미치오는 물었다. 음식물을 소화하기 위해 타액과 위액이 분비된다는 것과 적혈구가 산소를 운반한다는 것. 그 정도만 간신히 떠오른다.

"세포 수준까지 알아두면 좋을 거야. 어느 영양소가 어떻게 몸에 사용되는지, 약이 어떤 시스템으로 작용하는지, 외부에서 적이 침입했을 때 몸이 어떻게 보호되는지, 그리고 유전자가 어떤 활동을 하는지."

거침없이 대답하는 레몬을 보고 미치오는 기가 막혔다. 갑자기 문턱이 엄청나게 높아졌다.

"의대에 들어간 것도 아닌데, 그런 걸 알 리가 없잖아."

"맞아. 이상하지?"

'음?' 레몬의 말투에는 열정이 담기기 시작했지만, 이야기의 전개는 예상할 수 없었다.

"왜 의대에 들어가야만 알 수 있을까? 나는 그게 계속 의문이었어. 의무교육으로 가르치면 좋을 텐데."

미치오는 레몬을 멀뚱멀뚱 쳐다보았다. 레몬은 아주 진지했다.

"기계를 만드는 법이나 프로그램을 짜는 법, 회사를 경영하는 법 같은 기술은 일부 사람들밖에 안 쓰니까 대학에 들어가거나 전문가가 된 후에 배우면 돼. 하지만 자기 몸을 죽을 때까지 잘 운영하는 법은 전 인류에게 필요한 기술이잖아. 그걸 위해 필요한 기초 지식을 가르치지 않는 건 좀 이상하지 않아?"

"그야 그렇긴 하지. 근데 어렵잖아. 모든 사람이 의대에 들어갈 만한 머리를 가진 건 아니니까."

"어렵지 않아. 건강이 운영되는 시스템만 배우는 거면. 의사가 되면 수많은 특수 사례를 배워야 하지만."

그럴 리 없다. 무조건 어려울 게 뻔하다. 미치오는 얼굴을 찌푸렸다. 레몬의 눈이 수상쩍게 빛난다.

"아니, 어렵기는커녕 엄청 재밌을걸. 알면 알수록 그 정밀한 메커니즘에 감탄할 거야. 매료되는 거지. 생명의 신비가 매일 내 몸속에서 펼쳐지고 있으니까."

레몬의 말이 갑자기 빨라졌다. 미치오는 이 현상을 안다. 무언가에 홀딱 사랑에 빠진 마니아가 그 지식을 보여주고 싶어 안달이 났지만 상대에게 폐가 되지 않도록 최대한 빨리 끝내려고 할 때 말이 빨라지는 현상. 이른바 오타쿠 말투 현상이다.

"세포란 건 하나의 우주야. 그리고 유전자는……."

"그렇구나!"

미치오는 큰 소리로 말을 끊었다.

"몸의 시스템을 이해하면 자신의 건강을 오더 메이드로 보다 효과적으로 운용할 수 있다는 거지?"

"맞아!"

"이해했어. 다음으로 넘어가자. 세 번째는?"

레몬이 원망스럽다는 듯 미치오를 보았다. 더 이야기하고 싶었겠지. 레몬은 부루퉁한 말투로 말했다.

"세 번째는 유전자부터 생각하기. 다가오는 시대의 건강 열쇠는 유전자가 쥐고 있으니까."

왜 상식을
갱신해야 하는가?

'유전자부터 생각한다?' 미치오는 고개를 갸웃했다.

"그건 유전을 생각한다는 거야?"

유전이라면 배우지 않아도 이해할 수 있을 듯하다.

"틀렸어. 유전자라는 말을 들으면 유전을 연상하는 그 감각을 업데이트해야 해."

"유전이랑 유전자는 어떻게 다른데?"

레몬은 흠―하고 생각에 잠겼다.

"유산 상속 알지?"

"응. 나랑은 연이 없을 것 같지만."

"유산을 상속하는 게 유전이고, 상속하는 무언가는 유전자인 거야. 유산도 종류가 많잖아? 땅도 있고 돈도 있고 주식도 있고 집도 있지. 그 하나하나가 유전자라고 생각하면 돼."

"유전은 개념이고 유전자는 실체가 있는 물질이라는 말이야?"

"맞아. 구체적으로는 DNA 배열의 일부지만."

"DNA……."

갑자기 이야기가 어려워졌다. 미치오의 얼굴이 어두워지자 레몬이 말했다.

"뭐, 그 부분은 나중에 설명할 테니까 지금은 유전과 유전자의 차이를 대충 이해하기만 하면 돼."

"이해한 거 같은데."

"그럼 병을 치료하기 위해 유전자를 몸속에 넣는다는 말을 들으면 어때?"

"왠지 좀 기분 나쁜데."

미치오의 머릿속에 떠오른 건 눈이 충혈된 미치광이 과학자가 실험대에 꽁꽁 묶인 가여운 인간을 강제로 개조하려는 그림이다.

"그 외에는?"

"수상해."

"또?"

"의심스러워. 무섭고. 뭔가 나쁜 짓을 당하는 거 아닌가 싶은 느낌이야."

레몬은 한숨을 쉬었다.

"역시 아직 유전과 유전자를 혼동하네. 상상을 좀 해봐. 유산 상속 품목을 정리했더니 귀중한 항아리가 깨져 있는 거야. 그런데 친절한 누군가가 완벽히 똑같은 항아리를 선물해준다면 어떨 것 같아?"

"유산이 줄지 않아 다행이라고 생각하지."

"응, 바로 그거야."

이야기의 맥락으로 볼 때 유전자를 넣는다는 건 새로운 항아리를 선물한다는 뜻이겠지. 항아리가 늘어도 유전이라는 개념 자체가 위협받는 건 아니다. 어렴풋한 이미지가 떠올랐지만 미치오의 머릿속에 또 다른 의문이 생겼다.

"유전자를 항아리처럼 넣었다 뺐다 할 수 있는 거야?"

"할 수 있어. 벌써 치료법으로 실용화 됐어."

"거짓말이지?"

"거짓말 아니야. 최근 50년간 과학기술은 큰 혁신을 이뤘거든. 특히 생명과학 분야의 연구 성과는 놀라울 정도야. 임상 현장에서도 응용하고 있고. 그런데 일반 사람은 이 변화를 따라가지 못하고 있어. 일반 사람뿐만 아니야. 의사조차도 이 성과를 활용하지 못하고 있지."

과학기술이 진보한 건 미치오도 실감했다. 하지만 그와 더불어 의학이 어떤 식으로 발전했는지는 별로 생각해본 적이 없었다.

"과학자가 부지런히 연구해서 발견한 걸 몇 번이나 신중하게 확인해서 10년, 20년에 걸쳐 실용화한 기술을 일반 사람은 50년 전 상식으로 판단하니까 좀처럼 받아들이지 못하는 거야. 50년 전으로부터 시간여행을 온 사람에게 스마트폰을 건네면서 이걸로 전화도 할 수 있고 전 세계에 있는 단말기와 통신할 수도 있고 현재 위치를 순식간에 알 수 있는 데다 물건도 살 수 있다고 말하면 어떻게 반응할 거라고 생각해?"

"50년 전이면 1970년대인가. 휴대폰은 없었지?"

"다이얼 전화기 시대야. 손가락을 넣어서 드르륵, 드르륵 돌리던 거. 우리는 실제로는 모르는 세대지만."

컴퓨터도 탄생하기 전이고 일반 사람은 인터넷의 개념조차 모른다. 그런 상식 속에서 사는 사람에게 스마트폰 이야기를 하면 어떻게 될까?

"정신이 이상하거나 사기꾼이라고 생각하겠지. 애초에 무슨 말을 하는지조차 이해하지 못할지도 모르고."

"그렇지? 그런 상태에서는 아무리 과학적으로 올바른 설명을 해도 머리에 안 들어갈 거야. 사람은 새로운 사고방식을 받아들이는 것을 싫어해. 새로운 것, 익숙하지 않은 것을 경계하지. 그건 본능 같은 걸지도 몰라. 그러니까 최신 유전자 지식을 배우고 상식을 갱신해야 해."

미치오도 짚이는 구석이 있었다. 예를 들어 스마트폰을 처음 봤을 땐 손가락으로 화면을 문지르는 동작이 수상쩍게 느껴졌고 왠지 의심스러워서 갖고 싶지 않았다. 버튼을 눌러서 입력하는 것이 휴대폰이라는 지금까지의 상식에 사로잡혀 있었기 때문이다.

"의학이 점점 갱신되면서 과거에 옳다고 여겼던 것도 후에 연구해보니 틀렸던 경우가 있잖아. 애초에 상식이라 믿고 있는 것들도 딱히 근거가 있는 건 아니야. 자칫 잘못하면 과학적으로 엉터리인 미신이나 주술 따위가 상식이 되기도 하지. 그런데도 본능에 따라 익숙한 것에만 매달려 있으면 영원히 진보할 수 없어."

듣기 거북한 말이었다. 미치오는 진보할 수 없는 인간의 대표로서 레몬에게 한심한 사람 취급을 당하는 기분이었다. 그때 갑자기 레몬이 앓는 소리를 내기 시작했다.

"밋치, 미안해. 나 더 이상 참기가 힘들어."

"뭐야? 갑자기."

예삿일이 아닌 듯한 레몬의 모습에 미치오는 소파에서 일어섰다. 배가 아프기라도 한 걸까?

"이……인터넷에 접속하게 해줘. 오프라인 상태로 있는 거이제 한계야."

레몬에게 노트북을 건네주었다. 그러고는 계속해서 상식을 깨부수는 이상한 생물을 내려다보며 한숨을 쉬었다. 노트북을 뺏기는 바람에 미치오는 할 일이 없어졌다. 이럴 때 책장 가득한 책을 꺼내 읽으면 좋을지도 모르지만, 레몬이 말한 건강자산 이야기가 신경 쓰여서 다른 책을 읽을 마음이 들지 않았다.

'맞아. 분명…….' 옷장에 머리를 박고 구석에서 상자를 끄집어낸다. 버리고 정리하기 귀찮은 물건을 넣어둔 잡동사니 상자다. 미치오는 상자 안에서 오래된 스마트폰을 발견했다. 전화는 불가능하지만 무선 인터넷은 연결할 수 있을 터다. 레몬에게 이걸 주면 노트북을 되찾아올 수 있다. 충전기도 찾아내서 충전을 시작했다. 그때였다. 미치오의 주머니 속에서 휴대폰 진동이 울렸다. 꺼내어 확인하니 모르는 번호로 걸려 온 전화였다.

"나리타 국제공항 경찰서인데요, 전화 받으시는 분이 니시지마 미치오 씨 맞으신가요?"

"네. 그런데요."

경찰이 무슨 용건일까? 미치오는 살짝 긴장했다.

"지금 거기 후지노 레몬 씨 계신가요?"

'있긴 한데, 왜 묻지?' 미치오는 당황했다. 순간 머릿속을 스친 건 레몬이 나쁜 짓을 해서 경찰에 쫓기고 있을 가능성이었다. '그런 경우 나는 누구의 편을 들어야 하나.' 레몬이 경찰에 쫓길 만한 나쁜 짓을 했다면 자신도 지금 속고 있을 가능성이 크다. 레몬에게 들키지 않게 경찰에게 상황을 전해야 한다. 그러나 억울하게 쫓기고 있다면 레몬이 있는 곳을 경찰에게 굳이 알릴 필요는 없다. 없다고 대답하면 그만이다.

'이 남자를 믿을 것인가 말 것인가.' 미치오는 마음이 흔들렸다. 그런데 정작 당사자는 미치오 쪽으로 터벅터벅 다가온다.

"누구 전화야?"

목소리가 크다. 경찰에게도 들렸겠지. 미치오의 갈등이 무의미해졌다.

"경찰."

미치오는 목소리를 낮춰 대답했다. 이제 자신이 누구 편인지도 모르겠다.

"와! 바꿔 줘."

레몬은 휴대폰을 빼앗아 경찰관과 대화를 시작했다. 그러고는 미치오를 향해 기분 좋게 엄지손가락을 세워 보였다. "가방

찾았어. 내용물도 다 있대." 레몬이 통화를 다 끝내고 말했다.

"잘됐네."

미치오는 허탈하게 대답했다. 같이 기뻐하고 싶었지만, 만사가 레몬의 계획대로 돌아가는 게 마음에 들지 않았다. 그러고 보니 레몬이 처음 연락을 해왔을 때, 약속 장소에서 만나지 못하게 될 경우를 대비해 전화번호를 물었다. 여차하면 지나가는 사람에게 부탁해서 전화를 걸겠다고 했는데, 그 번호를 경찰에게 알려준 것이리라.

"근데 큰 문제가 있어."

레몬의 표정이 어두워진다.

"분실물 인도는 주말에는 하지 않거든. 월요일 아침 9시까지 기다려야 해."

"그 정도는 우리 집에서 묵어도 괜찮아."

"아니, 집 문제는 해결이 안 됐으니까 가방을 찾은 후에도 계속 부탁해!"

"계속?!"

"그런 것보다……."

"그런 거?"

미치오는 차례차례 튀어나오는 비상식적인 말에 저도 모르게 그 말을 따라 외쳤지만, 레몬은 미치오의 반응을 무시하고 말을 이어 나갔다.

"월요일 아침까지 인터넷을 하지 못하는 게 힘들어."

"남의 노트북을 빼앗아 간 주제에."

"흠, 그렇긴 한데. 이건 들고 다니기 무겁잖아."

'언제 들고 나가도 된다고 했지?' 어쨌거나 노트북은 작업 도구다. 미치오는 조금 전 발견한 오래된 스마트폰을 충전기에 꽂아 레몬에게 건넸다.

"이거 줄게. 무선 인터넷이 가능한 곳이면 쓸 수 있을 거야. 큰 문제는 해결했네."

"와! 고마워. 아아, 잃어버린 물건을 찾아서 마음이 놓이니까 배가 고프네. 뭐 먹으러 나가자!"

'찾기 전에도 배고파했으면서!' 미치오의 배에서도 소리가 났다. 레몬에게 휘둘리다 보면 배가 자주 고프다. 옷을 갈아입고 나갈 준비를 하는데 레몬이 "노트랑 필기도구도 가져와"하고 말했다.

"왜?"

"건강자산운용가 수업도 할 거니까."

미치오는 어젯밤 기억을 떠올렸다. 분명 1호가 미치오라고 했다. 그게 술주정뱅이의 헛소리는 아니었던 모양이다.

"두 번 말하지 않으니까 제대로 메모해. 나 꽤 스파르타니까."

　'멋대로 1호라고 임명한 주제에 왜 스파르타인 건데.' 스파르타든 뭐든 좋다. 얼른 배워서 익히고 싶다. 1호가 될 수 있을지 없을지는 제쳐두고서라도, 미치오 자신도 어젯밤 이야기의 뒤를 더 알고 싶었다.

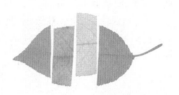

3장

자신의
판단 기준
기르기

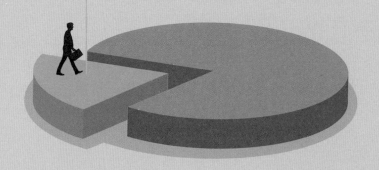

경험이 풍부한
의사의 말은 다 옳을까?

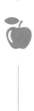

레몬이 고른 식당은 패밀리 레스토랑이었다. 무선 인터넷을 쓸 수 있는 가장 가까운 가게였기 때문이다. 미치오가 오래된 스마트폰을 줬는데도 레몬은 노트북을 손에서 놓지 않는다. 노트북과 스마트폰 양 화면으로 작업을 한다. 미치오가 점원을 부르려는데 레몬이 말했다.

"자, 여기서 문제. 왜 나는 환자를 많이 진찰한 베테랑 의사의 말을 신뢰할 수 없다고 했을까?"

오늘 아침 TV 이야기다. 갑자기 그런 질문을 해봐야 알 턱이 없다. 미치오는 어림짐작으로 대답해보았다.

"의사 말투가 수상쩍었으니까."

"땡. 틀렸어."

레몬은 점원에게 팬케이크와 무제한 드링크바 2인분을 주문하고는 "이렇게 주세요" 하고 말했다.

"밋치는 정답을 맞힐 때까지 음료만 마셔."

아침엔 컵라면, 점심엔 팬케이크. 꽤나 자유로운 식생활이지만, 시차 적응 때문이려니 생각하며 미치오는 모르는 척했다. 그보다 남의 돈으로 먹는 주제에 지갑 주인의 식사를 보류하다니, 정말이지 너무나 참신하다. 육즙이 튀는 소리와 함께 철판에 놓인 햄버그스테이크가 옆 테이블로 운반됐다. 좋은 냄새가 여기까지 퍼진다. 얼른 정답을 맞히고 밥을 먹고 싶다. 미치오는 필사적으로 오늘 아침 레몬과 나눈 대화를 떠올렸다.

자기에게 한정된 경험을 누구에게나 통용되는 일반적인 법칙처럼 말하는 게 이상한 거야. 데이터의 양도 적고 해석도 주관적인데.

의사의 경험은 어째서 누구에게나 통용되는 일반적인 법칙이 되지 못하는 걸까? 데이터의 양이 적다고는 해도 베테랑인데다 많은 환자를 진찰했다고 했다. 해석이 주관적이라는 건 무슨 뜻일까?

"토요일 낮의 패밀리 레스토랑에는 다양한 사람이 있네."

느긋한 목소리로 레몬이 말했다. 확실히 다양한 얼굴들이 있었다. 고등학생 그룹도 있고 젊은 커플도 있다. 어린아이를 데리고 온 젊은 엄마 그룹도 있는가하면 혼자서 식사하는 나이든 남성도 있다.

"그래. 다양한 사람들이 있기 때문이야. 다들 체질이나 병의 상태, 먹는 음식, 생활 습관이 저마다 달라서 의사 한 사람이 진찰할 수 있는 범위의 데이터만으로 일반적인 법칙은 도출할 수 없는 거야."

"엇! 좋은 대답인데."

레몬의 얼굴이 빛났다. 정중하게 메뉴판을 내밀며 뭐든 먹고 싶은 걸 시키라고 말했다. 미치오는 점원을 부른다. 메뉴판을 볼 필요도 없이 이미 결정한 상태였다. 햄버그스테이크 정식을 시키고 무한 리필이 가능한 음료를 가져오기 위해 일어섰다. 레몬도 뒤따라온다.

"배양 세포나 실험동물이라면 조건을 통일해서 실험할 수 있지만 인간은 그렇게 하지 못하니까. 몇 년 동안 감금해두고서 같은 음식을 먹게 하고 같은 생활 습관으로 살게 하면 적은 인원이라도 정확한 결과가 나올지도 모르지만, 그렇게 할 수도 없고."

옆에서 음료를 받던 사람이 흠칫 놀라 레몬을 본다.

"그럼 인간으로 연구하는 건 어렵다는 뜻이야?"

"엄밀히 말하면 그렇지. 하지만 실험 참가자 수를 늘려서 평균을 내면 오차가 줄어드니 조사하려는 대상의 정확한 결과를 알기 좋아."

미치오는 머릿속이 혼란스러웠다.

"인원수를 늘리면 더 제각각이 돼서 수습하기 힘든 거 아니야?"

"음, 예를 들어 미팅을 하려고 남녀가 두 명씩 모였는데, 무작위로 두 그룹으로 나눴더니 남자 둘과 여자 둘 그룹으로 나뉘었다―하는 일은 생길 수 있잖아."

"그렇지."

"근데 남녀 50명씩 총 100명을 모아서 무작위로 두 개의 그룹으로 나누면 아마 어느 그룹이든 대체로 남녀 비율은 비슷해질 거야."

미치오는 초등학생 때 했던 실험을 떠올렸다. 주사위를 계속 던져 1이 나온 횟수를 기록한다. 처음엔 1이 세 번 연속으로 나오기도 하지만, 계속 던지다 보면 최종적으로는 1이 나올 확률이 6분의 1에 가까워진다.

"한 사람 한 사람은 각자 다르지만, 평균을 내면 두 그룹의 성질은 같아진다는 뜻인가."

"맞아. 이 상태에서 한 그룹에만 어떤 약을 먹게 해. 그렇게 해서 두 그룹에 무언가 차이가 나오기 시작하면 그 약의 효과라고 할 수 있지. 이건 너무 대략적인 설명이고, 원래는 더 엄격하게 하지만."

다양한 체질을 가진 사람들을 줄 세우고 무작위로 두 그룹으로 나누는 장면을 미치오는 상상했다. 처음에는 약이 잘 듣는 사람들이 한쪽 그룹에 집중된다. 그러나 인원수가 많아지면 많아질수록 그런 치우침은 사라지고, 어느 그룹이건 집단으로 보면 큰 차이가 없어진다. 식생활이나 운동 습관도 마찬가지다. 여러 차이가 있어도 두 그룹의 평균을 내면 그 차이는 줄어든다.

"이론은 알겠는데 너무 힘든 실험이네."

상상하는 것만으로도 미치오는 녹초가 됐다.

"그렇지. 돈도 시간도 엄청 많이 들어. 하지만 새 약을 승인할 땐 반드시 이 실험을 해서 안정성과 효과를 확인하지."

"그럼 의사 한 사람이 아무리 많은 환자를 진찰한다 해도 그런 데이터에는 대적할 수 없다는 건가?"

"적어도 자신의 경험이 모든 사람에게 적용되는 법칙인 것처럼 말하는 건 잘못됐지."

의료만으로는
건강자산을 지킬 수 없다

　자리에 돌아오자 곧 점원이 와서 레몬의 눈앞에 여러 겹으로 쌓아 올린 팬케이크를 내려놓았다. 제일 위에는 생크림이 올라가 있다. 레몬은 기쁜 얼굴로 팬케이크 위에서부터 꿀을 뿌리기 시작했다.

　"극단적으로 말해서, 데이터만 잘 알면 의사에게 갈 필요가 없게 되는 건가?"

　미치오는 그렇게 말하며 팬케이크를 입 안 가득 밀어 넣은 레몬을 바라보았다. 입 주위에 하얀 휘핑크림이 묻어서 수염 같다.

"아니, 의사만이 할 수 있는 역할도 있어. 연구로 알게 되는 건 어디까지나 평균적인 결과니까. 아무리 많은 사람이 협력해서 얻은 결과라 할지라도 모든 사람에게 적용되는 건 아니야. 99%의 사람에게 듣는 약이라도 눈앞의 환자가 나머지 1%에 해당하는 사람일지도 몰라. 그러니까 의사의 역할은 눈앞의 환자를 제대로 진찰해서 법칙이 적용되지 않는 경우에는 다른 대응을 하는 것이 아닐까? 물론 연구로 알게 된 사실을 조합해서 올바르게 적용하는 것만 해도 보통 사람에겐 책임이 무거워. 공부하고 경험을 쌓지 않으면 불가능하겠지."

"그렇구나……."

미치오는 막막해졌다. 역시 건강과 의료에 관한 공부는 상당히 문턱이 높은 느낌이었다. 건강자산운용가 제1호라고 레몬은 말했지만 그렇게 쉽게 되는 것은 아니지 않을까? 애초에 자신의 건강자산을 스스로 관리한다는 건 불가능한 일 아닐까?

"밋치 텐션이 좀 가라앉은 거 같은데?"

레몬이 팬케이크를 입 안 가득 넣고 먹으면서 말했다.

"역시 좀 어려울 것 같아서. 건강에 관한 건 전문가에게 맡기는 게 좋지 않을까 싶은데."

"전문가가 누군데?"

레몬은 고개를 갸웃했다. '의사'라고 말하려다가 미치오는 입을 다물었다. 의사는 건강 전문가가 아니라던 레몬의 말이 떠올랐기 때문이다.

"오늘 아침에도 말했지만, 의사는 병 전문가지 건강 전문가가 아니야."

말하는 와중에도 레몬의 먹는 속도는 변함이 없다. 왜인지 코끝에도 휘핑크림이 묻어 있다.

"병에 걸린 게 아니면 의사가 할 수 있는 일은 없어. 의사는 인간의 몸이 고장 났을 때 고치는 역할이니까, 차로 말하자면 정비사 같은 건지도 몰라. 하지만 고장 난 후에 고치는 건 어려운 일이고 원래 상태로 돌아간다는 보장도 없어. 그러니까 되도록 고장 나지 않게끔 생활해야 해."

"……방금 되게 무서운 소리 하지 않았어?"

"응?"

레몬은 어리둥절한 얼굴을 했다.

"고장 나지 않게끔 생활해야 한다는 거?"

"아니. 원래 상태로 돌아간다는 보장이 없다는 거."

"아, 그거. 밋치는 아직 큰 병에 걸린 적이 없어서 별로 와닿지 않겠지만, 목숨을 건져도 장기의 일부를 잃기도 하고, 약을 계속 먹어야 하거나 체력이 떨어지기도 하고, 행동반경이 좁아지는 일도 종종 있어. 의사도 원래 상태로 되돌릴 수 있다면 그렇게 하겠지만, 그건 의사의 일이 아니니까."

"그럼 누구의 일인데?"

"세포."

'세포?' 레몬의 커다란 입에 팬케이크가 빨려 들어가는 모습을 보면서 미치오는 미아가 된 것처럼 불안해졌다. 의사도 믿을 수 없는 마당에, 더 나아가 세포 같은 말을 들으면 어찌해야 할지 정말 모르겠다.

"건강자산운용가를 목표로 하는 거 그만둘래. 나한텐 무리야. 미안."

"잠깐! 기다려! 서두르지 마. 다시 생각해."

미치오는 고개를 가로젓는다. 레몬에게는 미안하지만 감당할 수 없다. 그런 자신이 한심해서 우울해진다.

"아마 밋치는 배가 고픈 걸 거야. 그 이상 생각하지 마. 먹고 난 후에 하자."

두리번거리던 레몬은 햄버그스테이크를 손에 들고 오는 점원을 발견하고는 양팔을 획획 흔들었다.

"여기, 여기! 빨리요!"

"애도 아니고 배가 고픈지 부른지에 따라 생각이 변하지는 않아."

미치오는 한숨을 쉬었다.

"알았어, 알았어."

나이프와 포크를 건네준다. 점원이 미치오의 눈앞에 음식을 놓았다. 철판 위에서 햄버그스테이크가 먹음직스러운 소리를 냈다. 미치오는 곧바로 먹기 시작했다. 한 입 먹고 나니 몸이 뭘 원했는지 확실히 알 수 있었다. 말하는 것도 잊고 미치오는 허겁지겁 정신없이 먹었다.

"배가 고프면 부정적인 사고를 하기 쉽거든."

레몬이 말했다.

"밋치를 애 취급하는 게 아니야. 다들 그러니까. 외부로부터 보급이 끊어지면 세포 입장에선 큰일이거든. 모든 방법을 동원해서 먹게 만들려고 하지."

"그건 세포들에게 조종당하고 있다는 말이야?"

미치오는 그런 시점으로 생각해본 적이 없어서 놀랐다.

"맞아. 공복일 땐 불안하고 초조해지거나 괴로워져. 그런데 음식을 먹으면 행복하고 충만한 기분이 되지. 그런 시스템을 만들어 놓으면 동물은 음식을 먹게 돼."

"기분이 시스템이라는 거야?"

"응. 감정은 뇌가 몸을 조종하기 위해 만든 시스템이야. 뇌에서 나온 물질에서 탄생하지."

'뭐야, 그건?' 미치오는 조금씩 가슴이 뛰기 시작했다.

"표정이 밝아졌네."

레몬이 말했다.

"다음 이야기 들을래?"

미치오는 입을 우물거리며 고개를 끄덕였다.

"의사는 수술로 종양을 제거하거나 혈관을 연결하지만, 그후의 회복은 환자의 세포에 맡기는 수밖에 없어. 상처를 아물게 하거나 장기를 회복시키고 전체적인 컨디션을 조절하는 건의사가 아니라 환자의 세포니까. 약도 마찬가지야. 약으로 몸의 활동을 보조하고 부족한 것을 보충하지만, 그건 어디까지나 세포의 활동을 보조하는 것일 뿐이고 세포가 제대로 일하지 않으면 회복은 불가능해."

미치오는 몸을 낫게 하는 건 세포라는 말의 의미를 간신히 이해했다. 레몬이 하는 말은 어떤 의미로는 당연하다. 환자에게 자기 치유력이 없다면 그 어떤 명의도, 그 어떤 훌륭한 약도 소용이 없다. 그런데도 이렇게 설명을 듣기 전까지는 병을 고치는 게 의사의 역할이라고 생각했다.

"너덜너덜해질 때까지 세포를 혹사시키다 결국 병에 걸려서 병원에 가면 의사가 할 수 있는 일은 한정적이야."

"토대가 너덜너덜하니까?"

"응. 하나를 고쳐도 또 다른 곳이 나빠질 거야. 치료에는 리

스크가 동반되고, 무사히 고친다 해도 완벽히 예전처럼 돌아
가지는 않아."

'병에 걸린 후에 병원으로 달려가는 건, 빚이 쌓여 손쓸 도
리가 없어졌을 때 변호사에게 상담을 받으러 가는 것과 마찬
가지인 건가?'하고 미치오는 생각했다. 삶을 재건하려 해도 재
건할 돈이 없다. 사업을 접고 가진 것을 팔면 어떻게든 이자와
대출금은 갚을 수 있을지도 모른다. 그러나 갚은 후의 생활도
고통스럽다. 원래 생활로 돌아갈 수 없다. 전혀 예기치 못한 사
태가 발생한 경우는 어쩔 수 없지만, 평소 늘 적자가 나는 상
황이라면 빨리 깨달을수록 데미지가 적은 상태에서 접을 수
있다.

'자산운용가는 되지 못한다고 해도 공부해두면 도움은 될
것 같은데.' 배가 부른 덕인지 미치오의 사고가 긍정적으로 바
뀌었다. 일단 자신을 위해서 하는 일이라면 모든 것을 다 이해
하고 마스터할 필요는 없다. 원래 건강에 대해 아무 생각이 없
었으니 아주 사소한 행동이라도 한다면 플러스가 된다.

헬스리터러시
익히기

햄버거스테이크를 먹고 난 철판을 점원이 치운다. 커피를 가져오려고 일어섰을 때 미치오의 휴대폰이 작게 진동했다. 열어보니 유이카에게 메시지가 와 있었다.

마감이 연기됐어! 일요일에 놀자!

'아니, 연기됐다고 해서 놀아도 되는 거야?' 유이카는 작가다. 늘 마감에 쫓긴다. 미치오는 작가의 일에 대해 잘 모르지만, 마감을 연기하는 건 기한을 맞추기 힘들어서이지 놀기 위해서는 아닐 터다. 하지만 미치오도 유이카와 만나고 싶었다. 레몬을 슬쩍 본다. 레몬은 집에 방치해도 하루 종일 노트북을 붙잡고 잘 놀 테지만 유이카와 레몬을 만나게 하는 것도 재미있을 듯하다.

지금 초등학교 동창이 집에 와 있는데 만나보지 않을래?

별일이네. 어떤 사람인데?

후지모토 레몬이라고, 머리랑 이름이 다 레몬인 남자.

거짓말! 나 레몬 채널 보는데.

'레몬 채널?' 섹시한 누나들이 나올 법한 방송 제목이었다. 유이카가 보내준 URL을 클릭했다. 거기엔 레몬이 있었다. 미국에 있는 자기 방에서 시청자가 채팅으로 보내는 질문에 계속 대답하는 방송이다. 구독자 수는 100만 명. '미국에 거주하는 닥터 레몬이 멋대로 떠드는 채널'이라고 적혀 있다.

'닥터 레몬? 탄산음료 같은 이름이네. 그보다 닥터라니?' 채널 설명을 본 미치오의 얼굴이 굳어졌다. 거기에 레몬의 프로

필이 있었다. 일본에서 제일 들어가기 힘든 대학의 의학부를
나와 의사로 5년간 병원 근무를 한 후, 일본의 의료 제도에 진
저리가 나서 미국으로 건너갔다. 미치오도 이름을 들어본 적
있는 대학에서 연구를 하며 박사 학위를 취득해 임상과 연구
를 병행 중이다.

'이 자식, 의사였구나.' 믿을 수 없었다. 그러고 보니 병원 밖
에서 의사를 본 건 처음이었다. 의사도 인간이니 패밀리 레스
토랑에도 가고 지갑과 스마트폰을 잃어버리기도 하고 20년 가
까이 만나지 않던 초등학교 동창의 집에 굴러들어가기도 하겠
지. 자신을 그렇게 설득해 보지만 역시 레몬이 의사라는 사실
을 믿을 수 없었다.

> 내일 매달 한 번 하는 아침 세미나가 있는데,
> 레몬 씨 와줄 수 없을까?
> 어떻게 생각해?

미치오는 스마트폰을 바라보며 고민했다. 레몬이 어떤 반응
을 할지 전혀 예상할 수 없었다. 생각하는 게 귀찮아져서 레몬
에게 화면을 들이밀었다.

"이거 어떻게 생각해?"

"오케이."

"그렇게 쉽게?"

'오케이래'하고 답장을 보냈다.

> 신난다! 또 뻔뻔한 부탁인데, 혹시 괜찮다면 30분 정도
> 뭐든 이야기해주실 수 있을까?
> 물론 돈은 낼 거고.
> 이야기를 듣고 싶어 하는 사람이 엄청 많을 거야!

미치오는 다시 고민했다. 이건 과연 어떨까? 레몬이 얼마나 유명하고 또 사람들이 레몬에게 어떤 이야기를 기대하는지 모르기 때문에 미치오는 판단할 방법이 없었다. 레몬은 스마트폰을 빼앗더니 멋대로 답장을 했다.

> 오케이.
> 그럼 한 사람당 천 엔으로.
> - 레몬

> 레몬 씨, 고마워요!
> 횡재했네요!

유이카는 무척이나 기뻐했다. 천 엔으로 30분간 이야기를 들을 수 있는 게 횡재라면 미치오가 받는 개인 레슨은 얼마에

해당하는 걸까?

"밋치 여자 친구의 아는 사람들한테 돈을 받는 게 좀 그렇긴 하지만, 이런 건 돈을 내고 들어야 머리에 남으니까. 게다가 밋치에게 계속 공짜 밥을 얻어먹을 수도 없으니까 조금이라도 스스로 벌자 싶어서."

"근데 월요일에는 지갑 찾아올 거잖아."

"흠, 그게 말이지. 잘 생각해보니까 지갑 속에 현금이 거의 없어. 신용카드도 도용당하지 않도록 정지시켜서 사용 정지를 풀기 전까지는 못 쓰고. 계속 무일푼일 예정이니까 잘 부탁해! 내일 받는 돈은 다 밋치한테 바칠 테니까."

"아니, 뭐 별로 상관은 없는데 현금이 없으면 불편하잖아?"

레몬에게 일을 시켜 그 수입을 자기 주머니에 넣는다니, 변변치 못한 기둥서방이 된 느낌이다. 아니지. 우리 집에 굴러들어와 밥을 얻어먹고 있으니 기둥서방은 레몬 쪽인가?

'뭐든 상관없다. 유이카가 기뻐해 준다면.' 미치오는 그렇게 결론지었다. 레몬도 어쩐지 힘이 넘쳐 보인다.

"내일은 건강을 현명하게 운용하기 위해 필요한 세 가지 힘 중에서 두 번째에 관한 이야기를 할 거야. 몸의 시스템 마스터 하기. 모두에게 도움이 되고 밋치에게 레슨도 할 수 있으니 일석이조야."

"나는 따라가는 걸로 결정된 거야?"

"물론이지 오프라인 상태인 나를 도쿄 거리에 혼자 방치하는 그런 가혹한 짓은 하지 않겠지?"

그건 그렇다. 도쿄에서 10년 넘게 산 미치오도 휴대폰 없이 낯선 곳에 가라고 하면 주저한다. 옛날에는 휴대폰 없이도 생활할 수 있었는데. 생물로서 퇴화해버리고 말았다.

"아, 잠깐 실례."

노트북에 무언가 연락이 온 모양이었다. 레몬은 화면을 향해 말하기 시작했다. 영어였다. 다행히 주변이 시끌벅적해서 레몬의 목소리는 튀지 않는다. 할 일이 없어 따분해진 미치오는 이어폰을 꺼내 휴대폰으로 '레몬 채널'을 보기 시작했다. 영상은 질문을 읽고 대답하는 형식이었다. 화면 속 레몬은 눈앞의 모습과 똑같이 실없고 무책임해 보였다.

질문) 레몬 씨는 수상한 사람이나 의견을 어떻게 가려내나요?

"흠, 자기 전문 분야가 아닌데 단정적으로 말하는 사람은 일단 수상하다고 생각해. 제대로 된 사람이라면 자기가 책임지고 말할 수 있는 범위가 어디까지인지 알기 때문에 그런 말은 할 수 없거든."

자신을 되돌아보게 만드는 이야기였다. 지금껏 미치오는 단정적으로 딱 잘라 말하는 사람을 신뢰했다. 주장이 명쾌하고 자신만만한 모습이 믿음직스럽게 느껴졌다. 하지만 인간의 병이나 신체에 관한 연구가 어렵다는 사실을 알게 된 지금은 단언할 수 있는 부분이 더 적지 않을까 하는 생각이 든다. 이따금 TV에 나오는 학자의 발언이 답답하게 느껴질 때가 있다. 가능성이 크다든지, 현재로서는 이렇게 생각된다든지. 정확하게 말하려고 하면 그런 식으로 말하게 되는 것이리라.

"수상한지 어떤지 모르겠다면 우선은 반론을 검색해보는 것이 좋을지도. 하나의 의견으로만 판단하지 않는 게 좋아. 쇼핑할 땐 여러 상품을 비교하면서 건강 정보는 왜 비교하지 않는지 참 이상한 일이야. 왜냐면 모든 사람이 순수한 봉사 정신으로 정보를 발신하는 게 아니니까. 상품이나 책을 팔기 위해 편향되고 자극적인 주장만 하는 사람도 있고."

'비교……한 적 없네.'

투자를 막 시작하려 했을 때, 미치오는 아무것도 몰랐다. 주식이나 투자신탁의 시스템도, 세상에 어떤 기업이 있고 사회가 어떤 식으로 움직이는지도. 산더미처럼 많은 의심스러운 정보 속에서 필사적으로 올바른 정보를 찾아냈다. 수수료를 내고 다른 사람에게 맡겨도 실패할 수 있다는 사실을 배웠다.

쇼핑을 할 때도 인터넷에서 후기를 비교하거나 브랜드 홈페이지에서 기능을 확인하면서 여러 후보를 검토한다. 하지만 건강이나 의료 정보는 믿고 싶은 것만을 믿어 왔다. 자신만의 그 어떤 기준도 없이. 의심을 한다는 선택지가 없었다.

'그럼 난 이제껏 뭘 보고 판단했던 걸까?' 이미지─라고 미치오는 생각했다. 캐치프레이즈나 홍보, 디자인에 큰 영향을 받았다. 이미지 속에는 직함도 포함된다. 의사가 언급했으니까, 대기업이니까, 또 유명한 대학의 교수가 코멘트를 했다거나 사람들이 많이 샀으니까. 그런 것들을 무조건 신뢰했다. 미치오가 충격을 받는 동안에도 화면 속 레몬은 다음 질문에 대답을 이어나갔다.

질문) 영양제는 정말 효과가 있나요?

"흠, 엄밀한 의미로는 알 수 없어."

'엇, 모른다고 말해버리는 거야?' 미치오는 놀랐다. 그건 시청자도 마찬가지인지 채팅창이 소란스러웠다.

"엄밀하다는 건 약이 승인받을 때처럼 대규모 임상실험을 한 건 아니라는 의미야. 동물실험으로 효과가 입증된 단계에서 영양제로 나오는 경우도 있으니까. 영양제는 기본적으로

부족한 영양소를 보충하기 위한 거니까 개인차가 있어. 이미 식사로 충분히 얻은 영양소를 영양제로 또 섭취해 봐야 특별히 효과는 느껴지지 않을지도 몰라."

채팅창에 올라온 '그럼 영양제는 먹어도 의미가 없나요?'라는 질문을 레몬은 소리 내서 읽었다. 아무래도 이건 라이브 방송의 녹화분인 듯했다.

"의미가 없다고는 생각하지 않아. 하지만 이건 사람의 가치관에 따라 다를 거야. 100% 효과가 있다고 증명되지 않은 것은 복용하기 싫은 사람이 있는가 하면, 안전성이 보장되고 건강해질 가능성이 커진다고 하면 복용해 보려는 사람도 있지. 난 후자야. 리스크와 베네핏을 저울질해서 판단해. 애당초 100% 확실한 건 이 세상에 있을 수 없으니까. 영양제뿐만이 아니야. 리스크 제로라는 건 세상에 존재하지 않아."

또 나왔군—하고 미치오는 생각했다. 의료 이야기를 할 때 레몬이 썼던 표현이다. 영양제의 리스크는 무엇일까? 돈이 들고, 매일 챙겨 먹기 귀찮고, 열심히 계속 먹어도 효과가 없을지도 모른다는 점이 영양제의 리스크에 해당하지 않을까? 또 수상한 회사의 제품이나 개인적으로 해외에서 주문한 영양제를 먹고 건강이 악화되는 경우가 있을지도 모른다. 영양제에 국한된 이야기는 아니다. 일반 음식도 마찬가지다. 그렇게 되지 않도록 여러모로 공부해야만 한다. 조금 성가시다는 점도 리스크에 넣을 수 있을 듯하다.

'그럼 베네핏은?' 미치오의 머릿속에 제일 먼저 떠오른 건 건강해질 가능성이 있다는 점이었다. 레몬이 말했듯 100% 확실하지는 않다. 하지만 '가능성이 있다'는 것만으로도 큰 베네핏이다. 앞으로 인생을 지탱해나갈 신체를 보다 나은 상태로 유지할 수 있다면 큰 보상이다. 영양제값 정도는 회수하고도 남을 것이다.

'또 영양을 식사로 섭취할 때의 시간과 돈도 절약할 수 있다.' 회사의 건강검진을 받으면 식단 지도 책자를 준다. 이 식품에는 이 영양소가 풍부하다는 식의 설명이 쓰여 있는데, 매년 그걸 보는데도 전혀 기억에 남지 않는다. 내용이 너무 많아서 일일이 다 신경 쓰며 지낼 수 없다. 그래서 결국 영양에 관한 것은 손을 놓았다. 만약 자신에게 필요한 영양제를 발견하게 되면 먹어볼 만할지도 모른다.

중국산 영양제는
위험할까?

'그건 그렇고 레몬은 다방면으로 지식이 많네.' 의사니까 병이나 몸에 관한 지식이 있는 건 납득이 가지만 영양제 이야기까지 하다니. 도대체 레몬은 어떤 사람일까? 미치오는 영상을 멈추고 고개를 들었다. 레몬은 이미 통화를 마친 후였다. 지금은 분주하게 휴대폰을 만지고 있다.

"이거 봤는데."

"오, 레몬 채널이잖아. 자습했구나. 기특한데, 밋치."

레몬은 미치오의 스마트폰을 들여다보았다. '보통 눈앞에서 보면 싫어하지 않나?' 눈앞의 남자가 평범하지 않다는 사실은 충분히 깨달았을 텐데도, 미치오는 마음속으로 또 지적하고 만다.

"어때, 어때? 레몬 채널. 꽤 도움이 되지?"

"응. 영양제 먹어볼까 하고."

미치오는 솔직한 감상을 말했는데 레몬은 인상을 찌푸렸다.

"밋치, 귀가 너무 얇은 거 아니야? 괜찮아? 이상한 항아리 같은 거 강매당하지 않게 조심해."

미치오는 발끈했지만 그냥 넘겼다. 누구 말이든 다 믿는 게 아니다. 어제부터 본 레몬의 언동으로 미루어볼 때 신뢰할 수 있는 사고방식이라고 판단했기 때문에 영양제를 사고 싶어진 것이다. 그러나 굳이 그 말을 하기는 쑥스러웠다.

"그런데 전에 한 번 영양제를 찾아봤는데 너무 종류가 많아서 좌절했거든. 같은 성분의 영양제도 다양한 회사에서 나오고. 무슨 기준으로 판단하면 좋을지 모르겠어."

"그렇지. 의사나 연구자가 칭찬했다고 해도 그 사람들은 다른 회사의 공장이나 제조 공정까지는 모를 테고 이권이 얽혀 있을지도 모르니까. 그대로 단순하게 받아들일 순 없지."

"일단은 일본산 영양제를 선택하려고 하는데."

"왜?"

레몬의 물음에 미치오는 어리둥절했다.

"일본산이 더 안전할 것 같으니까. 아무래도 중국산 같은 건 좀 의심스러워."

"중국이든 인도든 미국이든, 나라를 하나로 묶어서 판단하는 건 좀 조잡한데. 더는 나라 이름이 제품을 대변하지 않는 시대야. 어느 나라건 이상한 공장도 있고 제대로 된 공장도 있어. 어떤 기준을 클리어해서 어떤 제조 공정으로 어디와 거래하고 있는지를 봐야 해. 나라 이름만으로는 판단할 수 없어."

듣고 보니 미치오의 머릿속에 있는 중국의 이미지도 몇 년 전 것인 듯하다. 곧바로 떠오르는 건 사람들이 중국산 냉동만두를 먹고 건강에 해를 입은 사건이다. 휴대폰으로 재빨리 검색해보니 2008년에 일어난 일이다. 게다가 이 사건이 중국기업 전부를 대표하지는 않는다. 일본에서도 2000년에 유키지루시사 제품으로 인한 집단 식중독이 발생했다. 비슷한 일은 유럽이나 미국에서도 일어난다.

"참고로 중국 대기업의 공장은 일본보다 훨씬 크고 최신 시설도 잘 갖춘 데다 유럽과 미국의 큰 제약회사와 거래하기 때문에 그들의 엄격한 기준을 클리어한 제품만 제조해."

"일본보다 커?"

"공장 사진 볼래?"

"어? 사진을 볼 수 있는 거야?"

"일반 공개는 하지 않지만, 내가 견학을 갔을 때 찍은 사진이 있거든. 클라우드에 저장해뒀어."

'중국 공장 견학? 그런 투어도 있구나……' 레몬이 노트북 화면을 미치오 쪽으로 돌렸다.

"굉장하네."

미치오의 입에서 감탄사가 흘러나왔다. 청결하고 널찍한 공간에 은색 기계가 늘어서 있다. 미치오가 무의식중에 떠올린 중국은 조금 더 무질서하고 흙먼지가 날리는 시장 같은 곳이었기 때문에 이미지가 전혀 달랐다. 공장이라기보다 SF 영화의 세트장 같았다.

"제조 공정의 80%가 자동화되어 있고 각 프로세스를 엄격하게 관리하고 있어. 내부는 깨끗하게 유지하고 검사도 엄격하게 실시하지."

레몬의 설명을 듣고 그제야 사진 속에 사람이 없다는 것을 깨달았다. 공장처럼 느껴지지 않았던 건 그 때문인지도 모른다.

"중국에 대한 이미지가 바뀐 것 같아."

"이제는 나라 이름으로 뭉뚱그려서 판단할 수 있는 시대가 아니야."

노트북 화면을 자기 쪽으로 돌리고 레몬은 작업을 시작한다. 미치오는 눈앞에 있는 남자가 어떤 사람인지 점점 더 알 수 없어졌다.

"의사는 원래 영양제 원료 공장에 견학을 가기도 하는 거야?"

"보통은 안 가지."

"그럼 왜 견학한 건데?"

"계약하려고. 회사가 제공하는 정보는 전부 체크 했지만, 역시 최종적으로는 내 눈으로 확인하지 않으면 찝찝해서. 현지에서 스무 곳 정도 둘러보고 여기로 결정했어."

"무슨 계약?"

"영양제 원료를 구입하는 계약이야."

레몬은 다시 노트북 화면을 미치오 쪽으로 돌리고는 말했다. "이게 우리 회사야." 영어로 된 웹사이트였다. 미치오도 사진과 영어 단어를 보고 사업 내용을 알 수 있었다. 영양제 판매와 건강에 관련된 정보 제공, 개인 카운슬링…….

"이거 레몬이 하는 거야?"

"응. 미국에서 시작했어. 일본에도 진출할 생각이야. 간단하게 말하면 종합적으로 건강을 서포트하는 회사야."

'그 말은 건강자산운용가 양성은 단순히 즉흥적으로 떠오른 생각이 아니라 건강 서포트 사업의 일환이라는 건가?' 그러고 보니 레몬은 사업을 시작한다고 말했었다. 레몬이 말하면 농담인지 진심인지 알 수가 없다.

"일본에서 영양제를 팔려는 거야?"

"최종적으로는 그렇지만 그냥 팔기만 해서는 의미가 없어. 건강에 대해 제대로 이해하게 만들고 싶어. 영양제는 자기에게 필요한 걸 골라서 왜 필요한지를 알고서 복용하지 않으면 꾸준히 복용하기 힘드니까. 영양제 이외의 방법도 있고. 영양제 판매가 목표가 아니라 영양제를 계기로 일본인의 헬스리터러시health literacy*를 향상시키고 싶어."

왠지 스케일이 큰 이야기였다. '대단하다. 나는 내 생각밖에 하지 않는데.' 미치오는 레몬의 이야기에 조금 압도되었다. 도대체 어디서 그런 열정이 솟아나는 걸까? 유명 대학의 의대를 나와 의사가 되면 그 후의 인생은 평탄할 텐데, 굳이 잘 포장된 도로에서 뛰쳐나와 험난한 길을 걸을 필요가 있는 걸까?

"왜……."

그 뒷말은 나오지 않았다. 묻고 싶은 게 너무 많았다. 레몬이 빨대로 컵 속에 든 얼음을 빙글빙글 돌리며 말했다.

"나 초등학교 6학년 때, 학교에 거의 안 갔어."

"기억나."

등교 거부였다. 그러나 레몬은 이따금 홀쩍 학교에 나타나

* 개인이 건강한 상태를 유지하기 위해 필요한 건강 정보와 건강 서비스를 얻고 이해하고 활용하는 능력을 의미한다.

아무 일 없다는 듯 아이들 속에 녹아들었다. 공부도 잘했고 시험을 보면 전교 1등을 했다. 레몬이 학교를 쉬는 것에 대해 선생님들은 아무 말도 하지 않았다. 그래서 미치오는 특별히 궁금해하지 않았다. 공부를 잘하기 때문에 매일 학교에 갈 필요가 없는 것이라고 생각했다. 레몬다운 삶의 방식 같았다.

"그때 사실 입원했었어."

"뭐!? 그런 이야기 처음 듣는데."

"말한 적도 없고 선생님에게도 말하지 말아 달라고 부탁했어. 학교에 갈 수 있는 날은 평범하게 지내고 싶었어. 환자 취급을 받는 게 싫었거든. 뭐, 겨우 퇴원하면 또 금세 안 좋아져서 바로 입원해야 하는 영락없는 환자였지만."

학교에 갈 수 있는 날, 이라는 말이 마음에 걸린 미치오는 조심스럽게 물어보았다.

"학교에 가고 싶었어?"

"가고 싶었지. 침대 위에서 하루가 끝나는 건 뭐랄까, 뭐라 표현할 수 없는 기분이거든. 남들과 시간의 흐름이 다르다고 해야 하나, 혼자 남겨진 것 같은 기분이라고 해야 하나. 앞으로 쭉 이렇게 지내야 하나, 퇴원하면 평범한 생활을 할 수 있을까, 뒤처진 공부를 따라갈 수 있을까, 그런 여러 가지 생각을 하면서 불안에 떨었어. 다른 사람과 공통된 추억이 거의 없는 것도 쓸쓸하고."

미치오는 놀랐다. 매일 통학하는 게 당연했던 미치오에게 학교는 조금 성가신 곳이었다. 공부도 억지로 했다. 하지만 잘 떠올려보면 즐거운 일도 잔뜩 있었다. 학교에 나타난 레몬은 늘 밝고 기운 넘치고 태평했다. 하지만 레몬과 학교 밖에서 만난 적은 없었다. 집에는 놀러오지 말라고 했기 때문이다.

'만나고 싶을 때는 내가 학교에 갈게.' 미치오는 순순히 레몬의 말을 따랐다. 하지만 그 선택은 옳았을까? 만약 레몬의 말을 무시하고 한 번이라도 집에 찾아갔더라면 가족이 레몬의 상황을 알려줬을지도 모른다. 그리고 병원에 병문안을 가서 더 이야기를 나눴다면 이렇게 오랫동안 소원하게 지내는 일도 없지 않았을까?

"나 같은 사람이 줄었으면 해서 의사가 됐어."

"그렇구나."

미치오는 가슴이 아팠다. 레몬은 어릴 때부터 건강이라는 자산을 융통해 줄지 않게끔 운용하며 살아왔다. 건강하지 않으면 귀중한 기회와 체험을 빼앗긴다. 그 괴로움을 어릴 때 이미 경험한 것이다.

"그런데 의사가 된 건 실수였어."

"실수?"

"다들 병에 걸려야만 병원에 오니까."

"그야 그렇지. 병에 걸리기 전에 가면 쫓겨날 뿐이니까."

도대체 무슨 말을 하는 건지. 어이가 없었다. 그러나 레몬은 몹시 진지한 얼굴로 계속 말했다.

"의사가 할 수 있는 일은 한정적이야. 의료보험의 범위 안에서 할 수 있는 진료도 정해져 있고 진찰 시간도 유한하니까."

그러고 보면 병원에 가도 몇 분 이야기하고 끝나는 경우가 허다하다. 굳이 진찰을 받는 의미가 있는 건지 의심스러울 때도 있다. 하지만 그건 미치오가 큰 병에 걸린 경험이 없기 때문이고, 입원을 해야 하는 병의 경우에는 다르지 않을까. 미치오가 그렇게 말하자 레몬은 "하지만 대부분의 사람들은 병원에 있는 시간보다 그렇지 않은 시간이 더 길어"하고 대답했다.

"예전의 나 같은 사람을 줄이기 위해서는 병원에서 기다리기만 해서는 안 돼. 약을 처방하거나 수술을 하기 전 단계에서 할 수 있는 일이 있을 거라고 생각해."

"아직 병에 걸리지 않은 사람을 진찰하고 싶다는 말이야?"

"맞아. 병에 걸리는 사람을 줄이는 게 내가 하고 싶은 일이란 걸 깨달았어. 약한 몸을 타고난 사람도 있고 건강한 생활을 해도 병에 걸리는 사람도 있지. 올바른 지식이 있다면 더 건강하게 살 수 있어."

레몬은 큰 소리를 내며 빨대로 주스를 빨아들였다.

"물론 부지런하게 건강해지는 습관을 유지해도 병에 걸리기도 하고 결국에는 죽게 되지만, 성공률이 100%가 아니면 시도하지 않을지 50%라도 시도해 볼지는 개인의 자유야. 애초에 지식이 없으면 선택도 할 수 없어. 건강자산의 가치를 올바르게 평가하기도 힘들고."

'선택조차 할 수 없는 건가. 모르는 채로 산다는 건 무서운 일일지도.' 레몬의 말을 듣기 전까지 미치오는 건강이라는 자산을 경시했다. 얼마든지 있는 데다 공짜로 쓸 수 있다고 생각했고, 자신만은 병에 걸리지 않을 거라는 마음으로 살았다. 하지만 지식을 얻은 후에는 생각이 바뀌었다. 가치관도 바뀌었다. 건강은 인생의 토대가 되는 소중한 자산이라 여기게 되었고 다소 노력을 해서라도 가능한 한 줄지 않게 만들고 싶어졌다. 줄지 않을 가능성에 걸고 싶어졌다. 잃고 난 후에야 가치를 깨닫는 건 너무 슬픈 일이다.

"이제는 건강도 운명을 하늘에만 맡기지 않아도 되는 삶을 살 수 있는 시대야. 스스로 할 수 있는 일이 굉장히 많거든. 무엇보다 유전자의 활동 방식을 바꾸는 것도 가능하고."

"유전자?"

갑자기 튀어나온 말에 미치오는 깜짝 놀라 큰 목소리로 말했다. 하지만 레몬은 개의치 않고 메뉴판을 확 펼쳤다.

"오늘 레슨은 끝. 다음은 내일하자. 디저트 먹어야지."

레몬과 함께 있으면 식사의 개념이 이상해진다. 생크림이 잔뜩 올라간 팬케이크를 먹은 후의 디저트로 도대체 무얼 고르는 걸까?

"그런데 보통 물건을 살 땐 정보를 잘 비교하면서 왜 의료나 건강은 그렇게 하지 않는 걸까?"

미치오는 계속 궁금했던 질문을 해보았다.

"흠, 무서워서가 아닐까?"

레몬은 고개를 갸웃하며 대수롭지 않게 말했다.

"다들 쇼핑은 즐겁지만, 병이나 노화, 죽음 같은 건 생각하기 싫잖아."

"그렇지."

미치오는 묘하게 납득했다. 병에 걸릴지도 모른다고 생각하면 무섭다. 하지만 건강이라는 자산은 확실히 계속해서 줄어들고 결국엔 병에 걸려서 언젠가 반드시 사람은 죽는다. '모르는 게 더 무서워.' 미치오는 레몬의 말을 머릿속에서 반추했다.

평소엔 잊고 지내도 돼. 유사시에 리스크와 마주할 용기만 있다면.

'용기라⋯⋯.' 노화와 죽음은 결국 반드시 찾아온다. 확정된 일이다. 회피하려 하기 때문에 두려운 것이니 예정표에 넣어버리면 현실적이고 자기다운 미래를 그릴 수 있을지도 모른다.

"여기 라면 주세요."

지적할 부분이 많은 레몬의 말도 신경 쓰이지 않을 만큼, 미치오는 자신이 떠올린 생각에 가슴이 뛰었다.

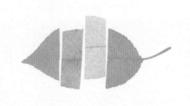

4장

몸의 시스템 마스터하기

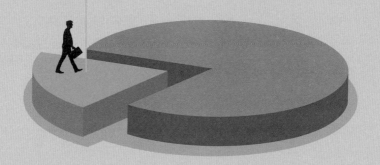

세포를 아는 자가
건강을 통제한다

유이카가 일러준 행사장에 도착하니 사람이 많이 모여 있었다. '근처에서 큰 행사라도 열리나?' 미치오가 도착했다고 메시지를 보내자 사람들 틈에서 휴대폰을 손에 쥔 유이카가 나타났다.

"아, 미치오 군. 여기야, 여기! 레몬 씨, 처음 뵙겠습니다! 소노다 유이카예요."

사람들과 쉽게 친해지는 유이카는 레몬과도 금세 의기투합해 이야기를 나누기 시작했다. 미치오는 커다란 홀로 빨려 들어가는 사람들을 멍하니 바라보았다.

"저 사람들 전부?"

미치오가 주뼛대며 묻자 "응"하고 대수롭지 않게 유이카가 대답한다. 참 불가사의한 네트워크 파워다. 아니면 레몬의 인기 덕분인가?

"레몬 씨, 죄송해요. 꼭 듣고 싶다는 사람이 많아서 이렇게 되었어요."

"괜찮아요. 와, 이렇게 많이 와줬으니 한 달 식비는 나오겠는데."

'아니 그 전에 집을 어떻게 하라고.' 언제까지 얹혀 지낼 생각인 걸까? 미치오는 불안해진다.

"유이카 씨, 미안한데 단상 위에 밋치 자리도 만들어 줄래요?"

"네!"

"뭐? 왜? 나는 객석이면 돼."

"그럼 미치오 군, 이따가 봐. 기대하고 있을게."

말릴 새도 없이 유이카는 가버렸다. 미치오는 레몬을 노려보았다.

"내 제자 1호니까 특별석에서 들어야지. 객석에 있으면 잘 거잖아? 같은 말 두 번 하기 귀찮아."

지하철 안에서 연신 하품만 해대는 걸 본 모양이다. 미치오에게 반론의 여지는 없었다. 객석에서 '넌 누구냐'하는 시선이 느껴진다. '왜 거기에 있는 거지?'하고 의심 가득한 눈으로 바라본다. 나야말로 묻고 싶은데. 그렇게 생각하며 미치오는 태연한 얼굴을 유지한다.

홀 안의 객석은 거의 다 찼다. 100명 정도 될까? 건강에 관한 세미나라는 대강의 테마만 아는 상태로 모인 사람들이다. 유이카의 인맥이라서인지, 아니면 레몬의 팬층이 그런 건지, 미치오의 또래이거나 그보다 젊은 사람들이 대부분이다. 회사 일의 일환으로 행사를 도운 적이 있는데, 건강이 테마인 강연에 모이는 사람은 대부분 중장년층이었다. 이렇게 젊은 사람이 모이는 일은 드물다. 그러나 사실은 젊은 사람일수록 더 알아두어야 한다. 건강이라는 자산이 줄어들지 않게끔 유효하게 사용하기 위해서는 모르는 채로 손해를 보는 일은 피해야 한다. 병에 걸린 후에 허둥대도 할 수 있는 일은 많지 않다.

강연을 시작하기 전에 레몬이 '오늘 학생 역할로 여러분 대신 질문을 해주실 분입니다'하고 소개하자 관객들의 시선이 부드러워졌다. 하지만 그 대신 중대한 임무의 압박감이 무겁게 엄습한다. 무슨 수를 써서라도 자게 두지는 않겠다는 레몬의 굳은 의지가 느껴진다.

'한번 해보지 뭐.' 미치오는 등을 곧게 펴고 마음의 준비를 했다. 여태껏 이렇게 진지하게 공부하고자 마음먹은 건 처음이었다. 수업도 성실하게 들었고 책도 많이 읽었다. 하지만 전부 수동적인 학습이었을지도 모르겠다. 사람들을 대신해서 질문하는 역할을 맡은 것만으로 이렇게 마음가짐이 달라지다니 놀라운 일이었다. 강연을 시작할 시간이 되었다. 레몬이 마이크를 쥐고 말하기 시작했다.

"이렇게 많은 분이 모여 주셔서 감동했습니다. 젊은 사람은 다들 건강에 관심이 없죠. 인기와 돈, 기술이나 행복 같은 것들과는 달리 지루하고 노인 이미지가 있으니까요. 건강이야말로 인기와 돈, 기술과 행복의 원천인데도 말입니다. 원래라면 흥미를 끌기 위해 이런저런 이야기를 길게 해야 합니다. 하지만 아침부터 여기 모인 건강에 대한 의식 수준이 높은 여러분에게는 헬스리터러시가 중요하다는 이야기는 할 필요가 없을 것입니다. 그러니 오늘은 진지하게 정말 도움이 되는 이야기를 하겠습니다. 제목은 세포를 아는 자가 건강을 통제한다!"

아침부터 기운이 넘친다. 레몬의 기세에 이끌려 객석에서 박수가 터져 나온다.

"'인간의 몸은 약 37조 개의 세포로 이루어져 있다'와 같은 설명을 자주 듣는데 '몇 개인지만 알아서 어쩌라는 거냐'라는 생각이 들지 않나요? 왕국을 통치하는 왕이 '우리나라의 총인구수는 37조 명입니다. 하지만 국민이 어떤 사람들이고 무얼

하는지는 전혀 모릅니다' 이렇게 말하면 저 나라에 쳐들어가
야겠다고 생각하지 않겠어요?"

행사장이 웃음소리로 뒤덮인다. 미치오의 긴장도 조금 누그
러들었다. 세포 이야기라고 하면 경계를 하게 되지만 왕국의
주민이라고 생각하면 왠지 귀엽다. 아무리 그래도 37조 개는
어마어마한 숫자다. 상상이 잘 안 된다.

"국민 모두의 얼굴을 외우라고는 하지 않겠지만 어떤 시스
템이고 뭘 하는지 정도는 파악해두는 게 좋다고 생각합니다.
예를 들어 재해가 잦은데 토목공사 인원이 모자란다면 그쪽의
예산을 늘리거나, 외부에서 공격받을 때 방어가 약하다면 수
비 담당이 제대로 일할 수 있도록 영양분을 섭취하게 한다거
나 하는 큰 방침을 정할 수 있으니까요. 하지만 나라가 돌아가
는 시스템을 모른다면 전혀 판단할 수가 없어요."

레몬이 동의를 구하듯 미치오를 쳐다봤다. 적당한 코멘트가
생각나지 않아서 미치오는 힘을 실어 크게 고개를 끄덕였다.
그 반응에 만족한 건지 아니면 미치오에게 더 이상 기대하지
않기로 한 건지 레몬은 청중 쪽으로 빙글 돌아서서 다시 이야
기를 이어갔다.

"여러분은 자기 몸의 왕입니다. 국민이 열심히 일하길 바란
다면 국민이 일하는 방식을 잘 알고 올바르게 지원하는 것이

좋지 않을까요? 또 세포에 대해 잘 알게 되면 자기 몸을 좋아하게 됩니다. 사랑스러워지죠."

레몬은 말 그대로 황홀한 표정을 지었다.

"'국민들이여, 왕이 필요한 영양소를 가져왔노라'하고 생각하면 밥을 먹을 때도 즐겁고 그러면 왕에게 바치는 감사의 목소리가 들리게 됩니다. 병에 걸렸을 때는 '아아, 나를 위해 싸워주고 있구나'하는 마음에 감회가 새롭고, 고름이 나온 걸 보면 '너희의 죽음을 헛되게 만들지 않으마'하고 눈물이 납니다."

'그냥 이상한 사람이잖아.' 기대가 식어버린 사람은 미치오만은 아닌 듯했다. 기분 탓인지 행사장의 공기가 싸늘하게 느껴졌다.

"왕도 참 힘들겠네."

미치오는 일단 장단을 맞춰주었다.

"뭐, 그래도 세포들이 우수하니까 괜찮아. 기본적으로 국민이 제각각 잘하고 있고, 전체적인 통치는 우수한 장관이나 사령관에게 맡겨서 운영할 수 있거든."

"그럼 방해하지만 않으면 되는 거지?"

"맞아. 하지만 그게 꽤 어려워. 세포의 활동을 방해하지 않으려면 세포가 어떻게 일하는지 알 필요가 있거든. 세포에 대해 더 알고 싶어졌어?"

"응."

미치오가 말하자 행사장에서 박수가 쏟아졌다. 더 알고 싶다는 의사 표명이다. 레몬은 만족한 듯 행사장을 둘러보더니 목소리 톤을 한 단계 더 올렸다.

"37조 개의 세포를 한꺼번에 생각하기는 힘드니까 우선은 세포 1개부터 생각해봅시다. 우리는 원래 모두 수정란이라는 1개의 세포에서 시작되었습니다."

레몬의 이야기를 듣자 미치오의 머릿속에서 수정란이 의인화된다. 아무것도 없는 황야에 혼자 덩그러니 선 채 망연자실한 수정란이 바스락바스락 품에서 무언가를 꺼낸다. 왕국을 만들기 위한 설계도다.

"일단 혼자선 아무것도 할 수 없으니 일손을 늘려야 하죠. 설계도에는 자신을 둘로 늘리는 방법이 적혀 있어요. 재료는 세포 속에 흩어져 있고요. 그걸 사용해서 세포는 점점 증식합니다. 하나의 세포가 두 개가 되고, 두 개가 네 개가 되죠. 아, 여기서 잊으면 안 되는 것이 설계도의 복사본입니다. 설계도는 기본 세포 전원이 가지고 있어야 해서 세포가 증식하기 위해서는 설계도를 복제해야만 합니다."

고등학교 생물시간 때 배운 기억이 미치오의 머릿속에 어렴풋이 떠올랐다.

"설계도라는 거 혹시 DNA야?"

"맞아. DNA에 관해서는 나중에 설명하기로 하고 세포 증식에 대해 계속 이야기할게. 세포가 충분히 늘어나면 이번엔 역할 분담이 시작됩니다. 뇌를 담당하는 세포, 소화관 세포, 혈관 세포, 심장 세포. 저마다 모양도 활동도 다릅니다. 이렇게 저마다의 역할이 있는 성숙한 세포가 되는 과정을 분화라고 합니다."

37조 개라는 말을 들었을 때는 와닿지 않았지만, 세포 1개부터 생각하니 조금은 상상의 여지가 있었다.

"네, 여기서 질문입니다. 세포가 가진 설계도는 다 똑같습니다. 그런데 어째서 이렇게 다양한 역할을 가진 다양한 형태의 세포가 될 수 있는 걸까요. 자, 밋치!"

"어, 나?"

지명된 미치오는 동요했다. 판타지처럼 뇌 속에서 세포들이 증가해 왕국이 발전해가는 감동적인 세계가 펼쳐지고 있다가 갑자기 현실로 돌아왔다. 듣고 보니 분명 이상하긴 하다. 인간 세계라면 각 직업별로 매뉴얼이 필요할 것이다. 증식하는 동안 각 직업에 맞는 매뉴얼을 각자 만들어 가는 걸까.

"힌트. 세포가 가진 설계도는 페이지가 많고 분량이 엄청납니다."

"들고 다니기 힘들겠는데. 요즘 세상은 다 전자 데이터니까 필요한 부분만 검색할 수 있지만. 아!"

미치오의 머릿속이 순간 번뜩였다.

"DNA에 모든 직업에 대해 다 적혀 있는 거야. 각 세포는 자기에게 필요한 부분만 읽는 거고. 그래서 세포마다 달라지는 거지."

"오오, 제법인데, 밋치, 정답. 그 말대로야."

'맞혔다!' 미치오는 안심했다. 반은 어림짐작이었다.

"정말로 그런 일이 가능하다니. 세포도 대단하네."

미치오의 중얼거림을 마이크가 잡아내는 바람에 행사장이 웃음소리로 가득 찼다.

감기약은 어디서
어떤 일을 할까?

"그럼 지금부터 밋치 왕에게 밋치 왕국을 안내하겠습니다. 다들 같이 따라오세요."

판타지 세계가 한참 더 계속될 모양이었다. 미치오는 왠지 근질근질했다. 다른 사람들이 몸속을 돌아다니는 기분이다.

"우선 국가에서 중요한 건 교통망입니다. 국민 37조 명 모두에게 산소와 영양분을 전달하고 필요 없는 것은 거둬들여야 하니까요. 그 교통망이라는 게 뭐냐면……."

레몬이 미치오를 봤다. "혈관"하고 미치오는 대답했다. 레몬이 엄지를 들기에 안심했다. 사람들 앞에서 지명 당해 대답을 하다니. 초등학교 수업 때 이후로 처음이다.

"혈관은 몸속 구석구석에 둘러져 있어요. 만약 이 혈관 중간이 막히면 그 너머에 있는 세포는 산소와 영양이 전달되지 않아 죽고 맙니다. 만약 죽은 세포가 몸을 움직이는 신경 세포라면 마비가 일어나겠죠."

'혈관이 엄청나게 중요하구나.' 미치오는 자신의 손등을 바라보았다. 푸른 혈관이 들여다보인다. 지금 이 순간에도 혈액은 세포에 산소와 영양을 운반하고 있는 것이다. 발끝에서부터 뇌 구석구석까지 어느 한군데 막히지 않고 순환한다는 사실이 마치 기적 같고 신기했다.

"자, 밋치 왕국에 적이 쳐들어왔습니다. 하지만 괜찮습니다! 왕국에는 적과 제대로 싸워줄 사람들이 있으니까요. 그게 면역 세포입니다. 그들은 밖에서 세균이나 바이러스 같은 적이 침입하면 모여들어 싸웁니다."

레몬이 미치오 쪽으로 휙 돌아섰다.

"왕국 사람들 모두가 싸우고 있으면 왕으로서 뭔가 해주고 싶지? 밋치는 감기에 걸렸을 때 뭘 해?"

갑작스러운 질문이었지만 미치오는 당황하지 않았다. 대답은 간단하다. 감기에 대해서는 미치오도 평소에 여러모로 생각한 바가 있기 때문이다. 감기에 걸려 일의 능률이 떨어진다면 사회인으로서 실격이다. 컨디션 관리에는 늘 꽤 신경을 쓴다.

"감기에 걸리고 난 후에는 늦어. 걸리기 전에 행동하지."

"어떻게?"

미치오는 자랑스럽게 대답했다.

"감기 기운이 약간이라도 있으면 미리 감기약을 먹어."

"뭐?"

레몬은 턱이 빠진 사람처럼 입을 쩍 벌리고 미치오를 본다. 그러고는 믿을 수 없다는 듯 고개를 젓더니 시선을 돌렸다.

"밋치 왕국의 국민들이 불쌍하네."

"어째서?"

"감기약의 효과, 알고 있어?"

"감기 바이러스를 무찌르지."

"노노노, 완전히 틀렸어."

레몬은 과장스럽게 고개를 저었다.

"감기약은 병원체가 아니라 밋치 왕국의 국민들에게 작용해. 열이 나고 목이 아프거나 기침과 콧물이 나는 건 다 적과 싸우기 위한 몸의 반응이고, 그 증상을 멈추게 만드는 게 감기약이야."

"감기약의 목표는 국민들이라는 말이야?"

"맞아."

미치오는 레몬이 한 말을 되새겨보았다. 미사일 모양을 한 약이 병원체가 아니라 아군인 면역 세포 위로 떨어진다. 감기약을 먹으면 오히려 적을 응원하는 꼴이 된다.

"왕국을 위해 열심히 싸우고 있는데 왕이 약으로 움직임을 저지하다니 불쌍하잖아."

미치오가 얼굴을 찌푸린다. 반박할 말이 전혀 없다. 레몬의 말대로 자기 몸에 심한 짓을 해왔기 때문이다. 미치오는 침울해졌다.

"집에 있는 감기약을 죄다 버려야겠어."

"아아, 안 돼, 안 돼. 그렇게 극단적으로 생각하는 건 사고 정지나 마찬가지야. 어디에 어떤 식으로 작용하는지를 알고 먹을지 말지를 제대로 판단해야지."

"먹는 게 좋을 때도 있는 거야?"

"그렇지. 예를 들어 고열로 괴로워서 아무것도 먹지 못하면 체력이 떨어져서 적과 싸울 수가 없잖아. 그런 때는 약으로 열을 내려서 체력을 회복한 후에 다시 싸우는 게 좋아."

"그렇구나."

"병원체를 공격하는 약도 있어. 세균에 감염되어 면역 세포만으로 제압할 수 없는 경우에는 항생제를 써. 세균을 죽이는 약인데 항생물질이라고 불리기도 하지. 단 몸속에 있는 아군인 균까지 죽이기도 하고, 복용법이 잘못되면 항균제가 듣지 않는 내성이 생기기도 하니까 필요 없을 땐 먹지 않는 게 좋아. 예를 들어 병의 원인이 세균이 아니라 바이러스인 경우에는 먹어도 소용이 없으니까."

"감염 원인이 바이러스인지 세균인지 모를 때는 어떻게 하지?"

"보통은 의사가 증상이나 검사로 판단해주지만, 유감스럽게도 감기라고 말하면 해열제와 기침약, 항균제와 위약을 기계적으로 처방하고 끝내는 의사도 있어. 감기의 원인은 대부분의 경우 세균이 아니라 바이러스인데도."

"그러고 보니 인플루엔자에 걸렸을 때 항균제를 처방해 줬어. 왜 그랬을까?"

"인플루엔자 바이러스로 약해진 몸이 세균에 감염되어 폐렴에 걸릴 확률이 제로는 아니니까 항균제 처방이 무조건 틀렸다고는 할 수 없지만, 감염되기도 전에 복용할 필요가 있는지 여부는 정확히 물어보는 게 좋아."

좋은 의사를 만날 수 있을지 여부를 운에 맡기고 싶지 않다면 분별을 위한 지식이 필요하다는 생각이 들었다. 자기 몸을 지킬 수 있는 건 자신뿐이다. 레몬이 왕국에 비유한 덕에 묘하게 책임감이 끓어올랐다.

"감기에 걸리기 전에 감기약을 먹으면 어떻게 될 것 같아?"

레몬의 질문에 미치오는 상상해보았다. 적이 서서히 밀려들고 있을 때 왕이 벌떡 일어선다. "전투가 시작되면 소란스럽고 거리가 파괴되니 질색이야. 그러니까 약 투입! 병사들이 저항할 수 없도록 묶어버려라!" 적이 줄지어 침입한다. 싸우는 이가 없어서 비명도 불길도 없다. 언뜻 보기에 아주 조용하다. 적은 멋대로 거리에 자리를 잡고 점점 증식한다. 끔찍하다. 왕은 도대체 무얼 하는 것인가?

"적을 해치울 수 없어서 죽게 되나?"

"감기 정도로 죽지는 않아. 약효가 떨어지면 면역 세포도 활동을 시작하니까. 혹은 약이 듣지 않는 면역 세포가 존재해서 적은 인원으로도 힘을 내서 싸우기도 하고. 물론 만반의 태세를 갖추지 못했기 때문에 병원체는 그사이에 증가하지. 싸움은 길어지고."

'그래서 늘 감기가 잘 낫지 않았는지도 모르겠다.' 대책이 역효과를 낸 것이다. 미치오는 초조해졌다.

"그럼 감기 기운이 있을 때는 어떻게 하는 게 정답이야?"

"잘 자고 잘 쉬고 스트레스가 없는 상태를 만들기. 그리고 몸을 따듯하게 해서 면역 세포들이 활동할 수 있게 하기. 후방 지원이지."

"그렇구나."

"밋치, 모두를 대표해서 감상 부탁해."

"무지한 탓에 국민을 괴롭혔다는 사실에 충격을 받았습니다."

"저도요!"

그렇게 외친 건 유이카였다. 동의를 표하는 박수가 쏟아졌다. 그 반응에 용기를 얻어 미치오는 생각한 것을 말했다.

"그 외에도 다른 쓸데없는 짓을 하고 있지는 않은지 걱정되기 시작했어요."

이번에도 동의의 박수가 터져 나온다. 레몬은 맡겨두라는 듯한 태도로 말했다.

"그럼 다음으로 인간이 왜 병에 걸리는지 공부해볼까?"

몸이 하는 말을
들어서는 안 된다

"신체 왕국의 자치는 기본적으로 외부의 도움 없이 이루어집니다. 예를 들어 혈관 어딘가에 상처가 나면 자력으로 회복하고, 몸속에 이물질이 들어오면 싸우거나 토하거나 배탈이 나게 해서 바깥으로 내보내죠. 가끔 확률적으로 몸속에 발생하는 암세포도 발견하면 면역 세포들이 해치웁니다. 아주 든든한 시스템이지요."

"암세포?"

미치오는 깜짝 놀라 무심결에 소리쳤다.

"응, 암세포도 무찔러준다니, 든든하지?"

"아니, 든든하다고 하기 전에, 암세포라는 게 몸속에서 확률적으로 발생하는 거야?"

"DNA의 특정 부분에 오류가 발생하면 평범한 세포가 끝없이 증식하는 암세포로 변하게 돼. 세포가 37조 개나 만들어지다 보니 오류도 일어나지. 성인이 된 후에도 증식해서 신진대사 활동을 하는 세포도 있으니 그 과정에서 오류가 일어날 수도 있고, 이미 완성된 세포도 DNA에 상처를 입으면 오류가 발생할 수 있어."

"무섭네."

미치오는 중얼거렸다. 바이러스나 세균은 외부에서 침입하지 않도록 조심할 수 있다. 하지만 몸속에서 멋대로 생겨나는 암세포는 어찌할 방법이 없다.

"그러니까 면역 세포가 건강한 상태인 게 중요한 거야."

레몬이 감상을 요구하듯 시선을 보내기에 미치오는 말했다.

"앞으로는 좀 더 세포들의 목소리에 귀를 기울여서 왕국의 평화를 위해 노력하겠습니다."

레몬이 진지한 표정으로 고개를 끄덕였다.

"응. 보통은 그렇게 생각하지."

"응?"

"왕국의 평화를 위해서는 세포들의 말을 들으면 안 돼."

"으음? 무슨 말이야?"

"왜냐하면 세포들은 아직 왕국 밖이 적이 득실대는 대자연이라고 생각하니까."

"흠, 그러면 어떻게 되는데?"

"예를 들어 칼로리가 높은 달콤한 케이크를 발견하면 '우와, 귀중한 칼로리다! 다음번엔 얻기 힘들지도 몰라! 지금 당장! 먹어치워!'하고 생각하게 되지. 단 걸 보면 와악―하고 먹고 싶지? 뭔가 충동이 확 일어나면서 지금 당장 먹으라고 몸에게 명령받는 느낌."

"와악―은 뭐야."

"맞아! 어떻게 아는 거야?"

미치오 대신 유이카가 대답했다. 레몬이 유이카를 보며 "그렇지?"하고 말했다.

"그 말을 들으면 안 돼. 그 목소리는 잘못된 거니까."

"엇, 왜!?"

"세포들은 편의점도 모르고 언제든지 바로 밥을 먹을 수 있다는 것도 모르니까. 왕은 냉정하게 판단해야지."

원시시대의 감각으로 판단하게 되면 여러모로 이상해진다. 미치오는 갑자기 밋치 왕국의 국민들에 대한 불신감이 끓어올랐다.

"혹시 그것 말고 또 있어?"

"있지. 야근이 계속되는 힘든 날들을 보내느라 수면시간도 적고 쉴 여유도 없는데, 기운이 넘치고 전혀 피로하지 않은 데다 오히려 컨디션이 좋다고 생각한 적 없어? 여러분들 중 이런 경험을 한 적이 있는 분!"

드문드문 손이 올라왔다. 다들 일을 척척 잘 소화해낼 듯한 사람들이었다. 그러나 이야기의 맥락으로 생각해볼 때 수면시간을 쪼개 억척같이 일하는 건 건강에 좋지 않겠지. 불안한 표정으로 손을 든다.

"최상의 컨디션이라고 말하는 세포의 목소리가 잘못된 거야?"

모두를 대표해 미치오는 물었다.

"맞아."

"최상의 컨디션이 아닌 거야?"

"응. 오히려 생명이 위험하지."

행사장이 술렁거린다.

"수렵과 채집으로 생활하던 시대와 현대는 식재료 사정과 운동량이 다르지만, 또 하나 크게 다른 것이 스트레스의 종류야. 자연 속에서 생존하던 때의 가장 큰 스트레스는 육식동물과 맞닥뜨리는 거지. 싸울 것인가, 도망칠 것인가. 게다가 실패

하면 죽고 말아. 그런 때는 가지고 있는 힘을 아끼면 안 돼. 설령 격렬한 운동을 하면 부상이나 피로가 심각해지는 상황이라하더라도 일단 도망치지 못하면 거기서 끝이니까."

현대에는 좀처럼 조우할 일이 없는 장렬한 상황이다.

"일시적으로 고통과 피로, 공포의 시그널은 멈출 거야. 역으로 투쟁심이 끓어오르지. 그리고 몸속에 산소를 보내 날렵하게 움직일 수 있게끔 심장을 움직여서 혈류를 빠르게 만들어 혈압을 높이는 거야. 흥분 상태를 만들어 내는 거지."

왕국의 자원을 총동원해서 사용하는 상황이다. 희생자도 다수 나올 것이다. 여기저기 부서지고 재건하기도 힘들 터다. 그러나 이 위기를 극복하지 못하면 모든 것이 끝나고 만다. 세포들의 판단은 옳다.

"하지만 현대의 스트레스는 성질이 달라. 도망치면 끝나지 않아. 강한 스트레스가 장기간 이어지지. 일시적인 비상사태를 위해 만들어진 시스템이 장기간 해소되지 않고 쭉 돌아간다면 어떻게 될까. 심장과 혈관, 뇌에 부담이 가서 너덜너덜해져. 하지만 고통과 피로와 공포는 느끼지 않지. 세포가 하는 말을 따르다 보면 최상의 컨디션이라고 착각해서 더욱 세포를 혹사시키게 돼. 이런 상태가 계속되면 최악의 경우 과로사하거나 아니면 뇌가 고장 나는 거야."

"그렇게 과로사하는 거구나."

미치오는 놀랐다. 과로사라는 말은 가끔 뉴스에서 본 적이 있었다. 하지만 왜 죽을 때까지 일하는 건지 미치오는 이해할 수 없었다. 죽도록 피곤한 데도 어째서 그걸 초월해서 일할 수 있는 건지 의문스러웠다. 그러나 비상사태 모드인 탓에 피곤과 공포를 느끼지 못한다면 스스로 멈출 수 없을지도 모른다. 괜찮다고 자신을 타이르며 무리해서 계속 일하는 것인지도 모른다.

"몸이 하는 말을 믿을 수 없다면 자기 건강 상태를 판단할 수가 없잖아."

"판단할 방법은 있어."

"건강검진을 받는 거?"

"그것도 좋지만 좀 더 간단한 방법이 있어. 뭐라고 생각해?"

레몬의 재촉에 미치오는 잠시 생각해보았다. 그러나 아무것도 떠오르지 않는다.

"상식을 발휘해봐."

"응? 어떤 상식?"

"혹사 당하면 몸은 피로해져."

"그건 당연한 일이긴 한데……."

"그 당연한 일을 현대인은 종종 무시하거든. 잠을 안 자도 괜찮다고 생각하거나 분해하기 힘든 술을 벌컥벌컥 마시거나 쉬지 않고 일하지. 인간은 기계가 아니기 때문에 쉬지 않으면 문제가 생겨. 설령 세포들이 최상의 컨디션이라고 외치더라도 말이야. 과하지 않은 음식, 필요한 영양소와 충분한 휴식, 적당한 운동. 세포들이 뭐라고 하든지 그것만은 양보하면 안 돼. 왕이 다해야 하는 최소한의 의무야."

미치오는 신음했다.

"분명 간단한 일인데 전혀 안 했어."

"밋치 같은 사람이 대부분일 거야. 세포 왕국의 국민들에게 어리광을 부려 제멋대로 살면서 부모에게 받은 유산인 건강자산을 좀먹는 거지. 없어지면 곤란한 건 자기 자신인데 말이야."

병을 고치는 건 의사가 아니라고 레몬은 말했었다. 그 말이 순간 미치오의 머릿속에 쿵 떨어져 내렸다. 병을 고치는 건 자신의 세포인 것이다. 그 힘을 저축할 것인가, 낭비할 것인가. 지식이 있다면 그걸 고를 수 있게 된다.

"사실은 각 세포의 매력에 대해 이야기하고 싶지만, 세포나 몸의 시스템에 흥미가 생긴다면 알아볼 방법은 얼마든지 있어요. 인터넷도 좋고, 책도 좋고, 어린이용 도감이나 만화도 좋아요. 건강이나 의료에 관한 다양한 정보가 넘쳐나지만, 어느 세포가 어떤 일을 하는지 연상할 수 있다면 잘 속지 않게 됩니다. 자동차나 스마트폰도 없던 시대를 꿋꿋이 살아온 세포들을 상상해보세요. 그들이 지내기 편한 환경을 만들어 주면 왕국의 번영은 계속될 거라고 생각합니다."

"질문입니다."

미치오는 손을 들었다.

"회사 책상 앞에 가만히 앉아서 모니터를 보고 일하는 상태에서는 뇌와 눈과 손가락밖에 사용하지 않으니까 세포에게 부자연스러운 환경이라는 거야?"

"그렇겠지."

"그런데 몸이 정말로 원시시대 상태 그대로일까? 세월이 많이 흘렀으니 조금은 변하지 않았을까? 강연이니까 레몬도 좀 과장해서 말하는 거지?"

"흠, 그래. 어쩌면 현대사회에 유리한 유전자로 변화한 사람이 있을지도 몰라. 혹 그렇다고 해도 찾아내기는 힘들 거야. 컴퓨터로 일할 수 없다고 해서 죽지는 않으니까."

"죽지 않는다니 갑자기 무슨 소리야."

"예컨대 그 유전자가 변이하지 않으면 죽게 되는 가혹한 환경이 되어 변이하지 않은 사람들이 많이 죽고 남은 사람들의 DNA와 죽은 사람들의 DNA를 비교할 수 있다면 무언가 차이점을 알 수 있을지도 모르지."

"그런 위험한 소리 하지 마."

"기본적으로 진화는 위험한 거니까. 지금껏 생존에 유리한 특징을 가졌던 생물이 갑작스러운 환경 변화로 생존이 불리해져서 죽어버리면 결과적으로 다른 특징을 가진 생물이 주류가 돼."

"공룡이 멸종하고 포유류가 번영한 것처럼?"

"응, 맞아. 그 이전에는 이산화탄소와 물로 산소를 만드는 생물이 증가해서 지구상에 산소가 가득해졌고, 그때까지 주류였던 산소에 취약한 생물이 줄어들고 산소를 이용할 수 있는 생물이 늘어났어. 남세균˚이라는 생물이 탄생하지 않았다면 현재의 지구는 전혀 다른 모습이 되었을 거야."

"그건 엄청 오래전 이야기지?"

"27억 년 전쯤이야."

"인류가 탄생한 건?"

"600만 년 전이라고 여겨지지. 참고로 49억 년 지구의 역사를 1년으로 환산하면 인류가 탄생한 시간은 12월 31일 23시 37분이야."

스케일이 큰 이야기였다. 인류는 아직 탄생한 지 23분밖에

˚ 엽록소로 광합성을 해서 산소를 발생시키는 유일한 세균. 남세균의 탄생으로 산소 호흡 생물이 등장할 수 있었다.

되지 않았다. 오랜 세월에 더해 지구가 통째로 얼어버리거나 지형이 크게 변하는 가혹한 환경 변화가 있었기 때문에 진화를 이룰 수 있었던 것이리라.

"그렇군. 그럼 이제 더 이상 진화는 일어나지 않는 건가? 지구의 환경도 안정됐으니."

"아니, 일어나고 있어. 굉장히 가까운 곳에서. 아까 한 이야기에 나왔던 약제내성균 같은 거."

"항균제를 과용하면 약이 듣지 않는 균이 생긴다는 이야기였지? 그게 진화와 관계가 있어? 균이 약에 적응해서 효과가 없어지는 거라고 생각했는데."

"적응하는 거랑은 조금 달라. 약제내성균은 처음부터 존재했거든."

"무슨 말이야?"

미치오의 머릿속이 물음표로 가득 찬다.

"간단히 설명하면 세균은 하나의 세포로 이루어져 있고, 여러 번 세포분열을 하는 동안 조금씩 다른 버전의 유전자가 다양하게 생겨나. 예컨대 세균 1만 개가 있으면 그중 하나만 약이 듣지 않는 세포가 생겨날 수도 있는 거야. 하지만 보통 상태라면 그 하나는 눈에 띄지 않고, 유전자 변이가 일어나지 않은 나머지 9,999개가 더 강하니까 구축되어서 사멸할지도 몰

라. 하지만 거기에 약이 투여되면……."

"9,999개는 사멸하고 그 하나만 남아서……."

"응, 그런 후에는?"

미치오는 세균의 세계를 상상해보았다. 자신을 괴롭히던 다수파 세균이 사라지고 자기만 남게 되면 공간과 식료품을 독차지할 수 있다.

"1개가 점점 증식해. 그러면 약이 듣지 않는 균이 다수파가 되어서 세력 관계가 변하는 거야!"

"맞아. 아이러니하게도 인간이 경쟁자를 죽여준 덕분에 약제내성균은 쑥쑥 번영할 수 있지. 균이 약에 대항하겠다는 목적을 가지고 갑자기 변신한 것처럼 보이겠지만, 그게 아니야. 실은 버전이 다른, 우연히 내성을 가지게 된 다른 균이 늘어난 것뿐이야."

레몬은 왠지 기뻐 보인다. 인류가 아니라 세균의 편인 것처럼.

"약제내성균이 늘어나면 어떻게 되는데?"

"그게 다른 사람에게 감염되어 퍼지게 되면 지금까지 해온 치료가 듣지 않을 가능성이 있어. 또다시 약을 개발해야 하지. 그러니까 항균제를 올바르게 사용해야 하는 거야. 필요할 때 필요한 기간만 올바른 방법으로 정확하게 복용해서 약제내성균이 살아남지 못하게 해야 해. 필요 없을 때는 복용하지 않아야 하고. 소중한 친구인 장내세균도 죽게 되니까."

'그러고 보니 레몬은 의사였지'하고 미치오는 생각했다. 하지만 병원에서는 그런 설명을 들은 적이 없다. 그저 처방받은 약을 먹을 뿐이었다. 증상이 나았다 싶으면 멋대로 복용을 중지하고, 다른 병에 걸렸을 때 멋대로 전에 받은 항균제를 복용했던 미치오는 쓴웃음을 지었다.

'이유와 시스템을 제대로 설명해줬더라면 올바른 방법으로 복용했을 텐데.' 그러나 환자가 밀려드는 병원에서는 그런 시간을 낼 수 없을지도 모른다. 게다가 혹 설명을 듣는다 해도 세포나 유전자에 관한 지식이 전혀 없으면 머리에 들어오지 않을 수도 있다.

"인간은 세균과 달리 좀처럼 진화하기 힘든 건가?"

만일 치사율이 100%에 가까운 바이러스가 전 세계에 유행해서 인류 대부분이 죽으면, 바이러스에 내성을 가진 소수의 생존자 사이에서 새로운 자손이 태어나 바이러스에 내성을 가진 인류가 번영할지도 모른다. 하지만 그런 미래는 싫다.

"근데 인간이 환경에 적응한 유전자 변이의 예도 있어."

레몬이 의외의 말을 했다.

"엇? 진화한 사람들이 있어?"

"응. 어떤 의미로는 진화지. 말라리아 감염증이 많이 발생하는 지역에는 말라리아에 잘 걸리지 않는 유전자를 가진 사람들이 있어. 말라리아는 감염되면 고열이 나기 때문에 체력이 없는 아이들은 사망하는 경우가 많아. 그러니까 그 유전자를 가진 사람이 살아남아서 자손을 남기기 유리했을 거라고 생각해."

"그런 전례가 있구나. 인간도 제법이네."

미치오는 가슴이 뛰었다.

"그 사람들은 어떻게 변화한 건데?"

"겸형 적혈구 빈혈증이라고, 변형된 적혈구가 생기는 유전자 변이야. 정상적인 적혈구는 원반 모양인데 그 사람들의 적혈구는 낫처럼 생긴 초승달 모양이야. 말라리아를 일으키는 미생물은 적혈구 속에서 증식하는데, 낫 모양의 적혈구에서는 증식하지 못하기 때문에 말라리아에 잘 걸리지 않아."

"굉장하네. 역시 인류는 미생물 따위에게 지지 않는구나."

"하지만 그 대신 낫 모양의 적혈구는 부서지기 쉬워서 몸 전체에 산소를 충분히 운반할 수 없어. 그래서 중증 빈혈이 생기고 여러 병에 걸리기 쉬워. 그런 힘든 상황에서도 말라리아로 목숨을 잃는 것보다는 생존에 유리했다는 거겠지."

"그렇구나. 공짜로 슈퍼 인간이 될 수는 없구나. 대가를 치렀네."

"맞아. 지금 우리의 DNA에는 이제까지 생명이 거쳐 온 시행착오가 축적되어 있어. 생명이 탄생한 지 38억 년, 포유류가 번영하기 시작한 지 6000만 년. 그 세월에 걸쳐 살아남은 메커니즘이니까 그렇게 간단하고 완벽하게 대박에 당첨될 순 없어. 세균은 짧은 시간 안에 세대교체가 가능하기 때문에 몇 번이나 시행착오를 거칠 수 있지만."

"하긴. 조금 변경되었다고 기본 성능에 문제가 생기면 곤란하지."

기계를 떠올려보면 알 수 있다. 작은 고장을 고치기 위해 건드렸다가 점점 더 악화돼서 전체가 망가지는 일은 흔하다. 레몬이 행사장 벽에 설치된 시계를 보았다.

"슬슬 끝낼 시간인가?"

미치오도 시계를 본다. 강연을 시작한 후로 벌써 한 시간이 흘렀다. 눈 깜짝할 새였다. '더 듣고 싶은데'하고 미치오는 생각했고, 그건 유이카도 마찬가지였던 모양이다.

"레몬 씨 이야기를 더 듣고 싶은데."

유이카가 말하자 행사장에서 큰 박수가 쏟아졌다.

"전 좋아요. 그럼 이번엔 유전자 이야기를 해볼까요? 유전자를 알면 다양한 것들이 보이거든요."

"듣고 싶어요!"

유이카에게 동의하는 큰 박수가 쏟아진다. 유이카는 무대에 올라오더니 마이크를 들고 관객을 향해 섰다.

"그럼 지금부터 레몬 씨의 강연 2부를 시작하려 합니다. 시간이 있는 분은 꼭 남아주세요. 지금 돌아가실 분도 계실 테니 여기서 잠시 휴식시간을 갖고 다시 시작하겠습니다. 레몬 씨, 1부 강연 감사합니다."

미치오는 단상에서 박수를 쳤다. 집요하게 들러붙던 졸음은 이제 흔적도 없이 사라졌다.

인체를 구성하는 세포의 종류와 역할

인간의 몸에는 약 37조 개의 세포가 있다고 합니다. 37조라는 방대한 숫자를 일일이 세는 건 불가능하기 때문에 이건 이론적으로 계산한 추계치입니다. 이론이 변하거나 새로운 과학적 사실이 발견되면 이 수치는 변할지도 모릅니다. 실제로 2013년에 인체의 세포 수가 37조 개라고 추정한 논문이 발표되기 전까지는 약 60조 개라고 보았습니다.

세포는 수량만 많은 것은 아닙니다. 종류도 약 270개에 이릅니다. 종류가 다르면 형태도 다릅니다. 만들어지는 단백질도, 분비하는 물질도 변합니다. 어떤 세포가 있는지 대표적인 것들을 소개하겠습니다.

몸의 구조를 만드는 세포

피부의 세포나 뼈의 세포, 근육의 세포 등이 여기에 해당합니다. 지방세포도 이 그룹이며, 세포 속에 지방을 축적합니다.

뼈가 세포로 만들어졌다는 말을 들으면 조금 이상한 느낌이 들지도 모릅니다. 인간의 세포는 막에 싸인 부드러운 구조여서 단단한 뼈의 이미지와는 잘 이어지지 않기 때문입니다. 사실 뼈 그 자체는 세포가 아닙니다. 뼈의 표면에 존재하는 '골아세포'가 뼈의 토대가 되는 단백질을 분비하고, 거기에 세포 밖에 있는 제삼인삼칼슘이라는 물질이 달라붙어 뼈를 이룹니다. 골아세포는 스스로 만든 뼈에 점점 묻히다가 '골세포'가 됩니다. 한편 오래된 뼈를 녹이는 '파골세포'라는 세포도 존재합니다. 뼈는 생장과 파괴를 반복합니다. 골아세포의 활성이 떨어지거나 파골세포의 활동력이 강해지면 뼈가 약해져서 결국에는 골다공증에 이르게 됩니다. 혈중 칼슘이 부족하지 않도록 칼슘과 골아세포의 활동을 활성화하는 비타민D를 섭취하고 적당한 운동으로 뼈를 자극하면 골다공증 예방에 좋습니다.

단백질을 만드는 세포

내분비세포는 호르몬이라 불리는 단백질을 만들어 분비함으로써 다른 세포에 신호를 보냅니다. 간장을 구성하는 간세포는 몸에 중요한 여러 단백질을 만듭니다. 나아가 탄수화물과 지질을 대사하는 과정에서 암모니아 등 몸에 해로운 물질을 해독하는 일도 담당합니다.

혈액의 세포

산소를 몸 구석구석으로 운반하는 적혈구도 세포입니다. 백혈구[*], 임파구[**], 대식세포[***] 등, 몸을 지키는 면역 반응을 담당하는 세포들은 저마다 적과 싸우기 위한 특수능력을 가지고 있습니다. 혈액 세포의 활동에 대해 알고 싶은 사람에게는 만화『일하는 세포はたらく細胞』를 추천합니다. 의인화된 세포들의 이야기를 통해 몸의 시스템을 잘 이해할 수 있습니다.

- [*] 감염성 질환으로부터 신체를 보호하는 면역계 세포.
- [**] 백혈구의 한 종류로 신체 내에 존재하는 외부 항원을 인식하여 무력화하는 역할을 한다.
- [***] 백혈구의 한 종류로 세포 찌꺼기, 이물질, 암세포 등을 식별하여 분해하는 역할을 한다.

신경 세포

신경 세포는 정보의 처리와 전달에 특화된 세포입니다. 뉴런이라고도 불립니다. 기다란 돌기를 가진 특수한 형태로 다른 신경세포에게 신호를 전달합니다. 뇌 속에는 1,000억 개의 신경 세포가 있다고 합니다.

감각기 세포

향기와 맛을 느끼고 사물을 보거나 소리를 듣기 위해 존재하는 세포입니다. 각각 외부 자극을 받아들이기 위한 특수 센서를 가지고 있습니다.

생식 세포

유전 정보를 다음 세대에 전달하는 세포입니다. 정자가 되는 정세포와 난자가 되는 난세포가 이에 해당합니다. 생식 세포 이외의 세포는 모두 '몸 세포'라고 합니다.

5장

유전자에서부터
생각하기

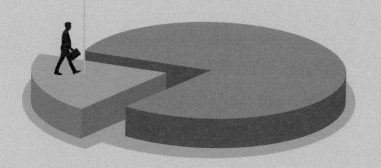

단백질은 몸속에서
무슨 일을 할까?

쉬는 시간을 가진 후 2부가 시작되었다. 관객석은 거의 만석이었다. 1부 때보다 별로 줄지 않았다. 미치오의 자리는 여전히 무대 위였다. 계속해서 관객을 대표해 레몬에게 질문을 하는 역할이다. 달라진 건 유이카도 단상에 있다는 점뿐이다. 무대 아래에서 질문하는 역할만으로는 성에 차지 않았던 것이리라. 유이카는 마이크를 쥐고 생글생글 웃으며 미치오와 레몬을 지켜보고 있다.

"밋치는 유전자라는 말을 들으면 어떤 이미지가 떠올라?"

전에도 같은 질문을 받았지.

"음, 뭔가 감이 잘 안 오고 정체를 모르겠어."

"그렇구나······."

레몬의 어깨가 축 쳐진다.

"유전자는 그런 이미지구나. 가까이하기 좀 힘든 이미지가 있지. 사실은 좋은 녀석인데. 오해 받기 쉬운 타입인 거야."

'좋은 녀석은 또 뭐야.'하고 미치오는 생각했지만 레몬의 풀죽은 모습을 보니 어쩐지 좀 불쌍해졌다.

"세포도 알고 난 후로는 사랑스러워졌으니까 유전자도 제대로 공부하면 이미지가 바뀌지 않을까?"

"정말? 그럼 유전자랑 친하게 지내줄 거야?"

'뭐지, 이 연극은?' 어린이들이 보는 교육방송 같은 느낌이지만 맞춰주지 않으면 진행이 되지 않는다.

"그럼, 물론이지."

미치오는 분위기를 맞췄다.

"그럼 먼저 단백질 이야기부터 시작하자."

"어? 유전자가 아니라?"

"유전자를 지배하려면 단백질부터."

그런 교훈은 들어본 적도 없고 어감도 별로다. 하지만 장단을 맞춰주는 것 외에는 선택지가 없다.

"단백질이라면 그 고기나 생선에 들어 있는 거랑 같은 거야?"

"같은 것도 있지만 다른 게 더 많을 거야. 단백질이라는 건 그룹 이름이라서 통틀어 단백질이라고 말해도 그 안에 여러 종류가 있거든. 음, 일단 단백질은 아미노산이라는 작은 분자의 조합으로 이루어져 있어. 즉, 아미노산이 레고블록이라면 레고블록으로 조립한 여러 형태의 입체물이 단백질이지. 참고로 사람의 몸속에서 활동하는 단백질은 10만 종류라고 알려져 있어."

또다시 터무니없는 숫자가 나오자 미치오는 한숨을 쉬었다. 사람이 37조 개의 세포로 이루어져 있다는 말을 들었을 때도 눈이 빙글빙글 돌았는데, 10만도 충분히 많다.

"그렇게 많은 단백질이 몸속에서 뭘 하는데?"

"생물이 살기 위해 필요한 온갖 일을 다 하지. 세포가 하나의 거리라고 치면 빌딩과 도로, 물건을 운반하는 차나 수도관, 자동문, 신호등 같은 모든 것들이 다 단백질로 이루어져 있어."

'단백질이 굉장히 중요한 거구나.' 건강을 위해 단백질을 섭취해야 한다는 말은 들은 적이 있다. 고기나 계란, 콩 등에 들어 있다는 사실도 안다. 하지만 그걸 먹으면 몸의 에너지가 되는 것이라고 생각했다.

"엇, 잠깐만. 단백질은 식사로 섭취하는 거지?"

"응, 대부분은."

"그럼 10만 종류의 단백질을 다 섭취해야 하는 건……아니지?"

주뼛주뼛 미치오가 물었다. 그건 불가능하다. 만약 그럴 필요가 있다면 '10만 종류의 단백질 함유'라고 선전하는 건강식품을 팔고 있을 법도 한데 그런 제품은 본 적이 없다.

"10만 종류를 만들어 내는 건 세포들이야. 우리가 할 수 있는 일은 그 재료를 보급해주는 것뿐이고. 먹은 단백질은 그대로 사용되는 게 아니라 일단 몸속에서 뿔뿔이 흩어져서 아미노산이 돼. 사람의 몸속에서 사용되는 아미노산은 스무 종류니까 그게 함유된 음식을 먹으면 되는 거야. 스무 종류 중에는 몸이 스스로 만들어 낼 수 있는 것도 있지만."

"만들어 내지 못하는 건 밖에서 보급하지 않으면 레고블록의 종류가 부족해지는 거야?"

"응, 맞아."

"레고블록이 부족해지면 어떻게 되는데?"

"세포가 제대로 활동하지 않아서 병에 걸리지."

미치오는 감탄의 한숨을 쉬었다. 단순한 영양소라고 생각했던 단백질을 향한 존경심이 샘솟는다.

"외부에서 공급해야만 하는 아미노산을 '필수아미노산'이라고 불러."

"그 말은 들어본 적 있어."

유이카가 끼어들었다.

"근데 말만 들어봤지 어디에 필수인지는 전혀 몰랐어."

유이카의 말에 레몬이 고개를 끄덕인다.

"그렇지. 이름에 '필수'라고 되어 있어도 이만큼 설명하지 않으면 와닿질 않아."

"자, 여기까지 밋치가 정리해봐."

레몬은 그렇게 말하고는 물을 마시기 시작했다.

"단백질은 아미노산으로 이루어져 있어. 섭취한 단백질은 몸속에서 뿔뿔이 흩어져 아미노산이 되어서 세포가 올바르게 기능하기 위한 부품이 되고. 거기에 필요한 아미노산은 스무 종류. 그리고……어?"

"왜?"

"사람 몸속에는 10만 종류의 단백질이 있다고 하지 않았어?"

"했지."

"스무 종류의 레고블록으로 10만 종류나 조립할 수 있어?"

"할 수 있어."

레몬은 선뜻 대답했다.

"레고블록은 100개를 써도 좋고 1,000개를 써도 좋아. 모양이 조금이라도 다르면 다른 종류로 카운트하거든."

'아, 그렇구나. 그러면 10만 종류 정도는 가능할지도…….'
1,000개를 사용한다는 생각을 하지 못한 미치오는 감탄했다.
어릴 때 가지고 놀던 레고블록의 숫자에는 한계가 있었다. 그
러나 그렇게 많이 써도 상관이 없다면 거대한 작품도 얼마든
지 만들 수 있다.

유전자는
더 이상 무섭지 않다

"그런데 레몬, 유전자 이야기를 까먹은 거 아냐?"

"안 까먹었어. 이제 드디어 유전자 이야기를 할 준비가 끝났네."

미치오는 고개를 갸웃했다.

"유전자와 단백질이 무슨 상관인데?"

"여러 형태의 다양한 단백질이 몸속에서 활동한다는 건 이해했지?"

"응."

"그 단백질의 설계도가 유전자야."

"뭐?"

잘못 들은 게 아닐까 했다. 미치오가 어렴풋이 그리던 유전자의 이미지와는 너무 달랐다.

"잠깐만. 유전자와 DNA는 어떻게 다른 건데? DNA가 유전자라고 생각했는데."

"DNA가 두꺼운 책이라고 하면 그 일부가 유전자야. 예를 들어 3페이지부터 4페이지까지 유전자A가 실려 있고, 15페이지부터 30페이지까지는 유전자B가 실려 있는 거지."

또 너무 터무니없는 이야기라서 미치오는 신음했다. 레몬의 설명은 이해하기 쉽지만, 세포의 구조가 너무 굉장해서 따라가기가 힘들다. 마치 세계 창조에 대한 해설을 듣는 기분이었다.

"유전자가 단백질의 설계도라면 DNA는 다양한 단백질을 만드는 방법이 실려 있는 두꺼운 책이라는 뜻이야?"

"완벽해. 정답이야."

레몬은 그렇게 말하고는 관객석의 반응을 확인했다. 미치오도 덩달아 바라보았다. 이해한 듯한 표정을 한 사람과 잘 모르겠다는 표정을 한 사람이 반반 있는 것 같았다. 사실 미치오도 자기가 한 말의 의미를 반도 소화하지 못했다. 단백질이 몸속의 모든 것을 만드는 정밀 부품이라는 사실도 몰랐고, 유전자가 단백질의 설계도라는 사실도 처음 들었다. 게다가 DNA와 유전자는 같은 것이라고 생각했다. 여러 정의가 마구 뒤엉켜서 머릿속이 휙 뒤집힌 느낌이었다.

"복잡하네. 유전자가 아니라 '단백질 설계도'라고 이름 붙이면 좋을 텐데."

미치오가 무심코 불평하자 레몬의 눈이 반짝였다.

"좋은 생각인데, 밋치."

의외의 반응에 미치오는 멈칫한다.

"그게 재미있는 부분이야. 19세기에 멘델이 부모로부터 자식에게 성질을 전달하는 '무언가'가 생물의 몸속에 있다고 예언했을 때, 그 무언가의 정체는 알지 못했어. 후세의 연구자들이 그 무언가가 무엇인지 열심히 연구해서 밝혀낸 거지. 참고로 멘델이 예언한 '무언가'에 '유전자'라고 이름 붙인 것도 후세 사람들이고."

밀실에서 일어난 사건 같다고 미치오는 생각했다. 누군지는 몰라도 범인은 반드시 밀실 안에 있다. 그렇게 믿고 수사를 진행한다. 그리하여 마침내 진실을 밝혀낸 것이다. 선인들의 그런 고생을 생각하면 외우기 어려운 정도는 참아야겠다는 생각이 들었다.

"유전자가 단백질의 설계도라는 건 이해했는데, 도대체 어떻게 유전자에서 단백질이 만들어지는 거야?"

"그 전에 먼저 DNA가 세포의 어디에 존재하는지 설명할 필요가 있겠는데."

"어디라니, 세포 속이잖아?"

"그렇긴 한데, 인간이나 그 외 대부분의 생물의 세포 속에는 '핵'이라는 기관이 있고 DNA는 그 안에 들어 있어."

핵은 들어본 적이 있다. 이과에서 배웠다. 핵 속에 DNA가 있다는 지식도 어렴풋이 기억 한편에 남아 있다.

"DNA는 핵에게 보호받고 있구나."

"응, DNA가 망가지면 살아갈 수가 없으니까."

"살기 위해 필요한 모든 정보가 실린 원본이니까?"

"맞아. 만일 유전자가 없어지거나 엉뚱한 것으로 바뀌게 되면 올바른 단백질을 만들 수 없게 돼서 세포 기능이 망가져. 예를 들어 신호등 역할을 하는 단백질이 잘못된 모양으로 만들어져서 계속 빨간불만 들어오면 도로는 엄청나게 혼란스러워지겠지. 그래서 DNA는 세포 속에 있는 핵이라는 장소 안에서 보호받는 거야. 금고 속에 들어 있는 셈이지."

금고 속이라면 안심할 수 있지만 그 설계도로 단백질을 만들 땐 어떻게 하는 걸까?

"단백질의 재료는 금고 속에 있는 거야?"

"아니, 밖에."

그렇다면 단백질을 만들 때마다 금고에서 원본을 꺼내야 한다는 말이다. 하지만 일일이 그렇게 해야 한다면 금고 속에 두고 지키는 의미가 없지 않을까? 미치오는 학창시절에 레포트를 쓰기 위해 도서관에 다니던 때를 떠올렸다. 외부 반출이 금지된 귀중한 자료는 빌릴 수 없어서 필요한 페이지만 복사를 했다.

"혹시 단백질을 만드는 방법이 적힌 부분만 복사해서 금고 밖으로 가지고 나오는 거야?"

"정답! 밋치, 예리한데!"

칭찬을 받자 미치오는 쑥스러워졌다.

"단백질 조립 공장은 핵 밖에 있어서 핵 안에 있는 DNA의 유전자 정보를 베껴 써서 주문서를 만든 다음 핵 밖에 있는 조립 공장에 들고 가는 거야."

미치오의 머릿속에서 사람 좋은 직공 아저씨가 "좋아, 나한테 맡겨"하고 주문서를 받아 드는 모습이 떠올랐다.

"여기까지 한 이야기를 일단 과학 용어로 설명해볼까? 금고 속에 들어 있고 모든 것이 다 쓰여 있는 원본은?"

레몬이 갑자기 선생님 모드로 바뀌어서 미치오는 조금 긴장하며 대답했다.

"DNA."

"좋아. 그럼 원본 중에 단백질을 만드는 법이 적힌 페이지는?"

"유전자."

"굿."

레몬이 엄지손가락을 들자 미치오는 점점 자신감이 붙었다. 하면 할 수 있다. 유전자도 더 이상 무섭지 않다.

"그리고 유전자 정보를 베껴 쓴 주문서는?"

"그건……응?"

미치오는 고개를 갸웃했다. 기억을 더듬어보았지만 생각나는 것이 없었다.

"응?"

레몬도 고개를 갸웃했다.

"아, 미안. 아직 설명을 안 했구나. 주문서는 메신저RNA.●"

"코로나 백신의 그거!"

유이카가 말했다.

"응, 맞아. 뭐, 그 설명은 나중에 하고. 참고로 단백질 공장은 리보솜이라고 하는데 이름은 외우지 않아도 돼. 자, 이제 유전자랑 조금은 친해졌어?"

● 핵 안에 있는 DNA의 유전 정보를 세포질 속 단백질 합성 기관인 리보솜에 전달하는 전령RNA.

"친해졌……을지도"하고 미치오는 대답했다. 이 설명을 듣기 전까지 유전자는 좀 더 전체를 지배하는 이미지였다. 무대 끝 사회자 자리에 있는 유이카를 슬쩍 보니 약간 어려워하는 표정이다.

"유이카 씨는?"

"흠, 유전자가 단백질의 설계도라는 걸 이해하고 나니까 이제 유전이 뭔지 잘 모르겠어요."

미치오도 유이카의 의문에 고개를 끄덕였다. 레몬에게 설명을 한 번 들었는데도 아직 제대로 이해하지 못했다.

"그렇지. 자, 유이카 씨한테 질문. 나와 밋치의 차이는 뭐라고 생각해?"

유이카는 생각에 잠겼다. 사람들 앞에서 왜 이런 질문을 하는 건지. 유이카가 뭐라고 대답할지 예상할 수 없어서 미치오는 긴장했다.

"금발과 흑발."

아니, 그건 그냥 염색한 거니까 유전이랑은 상관없잖아.

"……이건 농담이고, 얼굴이나 목소리, 체질, 키, 성격, 능력 같은 거."

"응, 그건 무엇으로 결정된다고 생각하는데?"

"부모님한테서 유전된 거겠죠."

"뭐가 유전됐는데?"

"음, DNA?"

"그렇지. 아버지와 어머니의 DNA 두 종류가 적당히 섞여서 만들어진 DNA야."

"그 DNA에 유전자가 실려 있고, 그게 단백질의 설계도니까……음?"

유이카가 눈을 번쩍 떴다.

"설마 레몬 씨와 미치오 군의 차이는 단백질의 차이로 결정되는 거야?"

"응, 맞아. 생물 진화의 긴 역사 속에서 유전자는 가끔 변이를 일으켰어. 그 결과 이제까지와는 다른 활동을 하는 단백질이 만들어졌지. 만약 그게 살기 위해 필요한 기능을 담당하는 단백질이면 그 생물은 죽게 되고 변이한 유전자는 살아남지 못해. 하지만 생사에 그다지 관여하지 않는 유전자라면 변이한 채로 남게 되기 때문에 다양한 변종이 태어나게 돼."

"즉, 나와 레몬의 얼굴이 다른 건 얼굴을 만드는 유전자가 다르기 때문인 거야?"

미치오가 끼어들었다.

"응. 눈이 두 개에 코와 입이 하나씩이라는 기본 형태는 같지만 조금 달라. 그게 밋치가 이어받은 유전자와 내가 이어받은 유전자의 차이야."

"그러니까 유전이라는 건 부모로부터 자식에게 유전자가 전달되는 일을 말하는 거지?"

"대략적으로 말하면 그렇지. 좀 더 자세히 말하면 생식 세포의 유전자가 전달되는 거고."

생식 세포는 생물 시간에 배웠다. 정자와 난자를 뜻한다. 분열하여 분화된 다른 세포의 유전자가 어떠한 이유로 바뀐다 해도 그건 자식에게는 전해지지 않는다.

"여기까지 이해했어?"

유이카와 미치오가 고개를 끄덕이자 레몬은 관객석 쪽을 바라보았다. 관객들은 손을 들어 머리 위로 커다란 동그라미를 만들었다.

바이러스의
현명한 생존법

"다시 세포 안에 있는 단백질 공장 이야기로 돌아갈게. 이 공장 주인은 아주 우수하지만 약간 문제가 있어. 주문서를 받으면 누구 주문인지 확인도 하지 않고 멋대로 생산해버리거든."

"엇, 왜? 사람 좋은 것도 정도가 있지."

미치오는 깜짝 놀랐다.

"근데 세포 외의 누군가가 마음대로 주문하는 일은 있을 수 없으니까 딱히 문제는 없으려나."

"아니, 그게 참 곤란하게도 마음대로 주문하는 녀석이 있어."

"누군데?"

"밋치도 잘 아는 녀석."

미치오는 없는 지식을 끌어모아 생각해보았지만, 아무것도 떠오르지 않는다.

"전혀 모르겠어."

"정답은 바이러스야."

"바이러스는 알긴 아는데……."

바이러스가 사람 간에 전염이 되고 병을 일으킨다는 것은 물론 미치오도 안다. 하지만 멋대로 사람의 단백질 공장을 쓴다는 사실은 몰랐다.

"바이러스는 전용 단백질 공장이 없거든. 그래서 다른 생물의 세포에게 만들게 하는 수밖에 없는 거야. 세포 속에 침입한 다음 그 공장에 자기 설계도를 건네서 만들게 하지. 게다가 염치도 없기 때문에 계속 자기 것만 만들게 해. 즉, 바이러스에게 침입당한 세포는 바이러스 생산 공장이 되어버리는 거야."

자신의 세포가 적인 바이러스를 생산하다니 소름 끼치는 이야기였다.

"그러면 어떻게 되는데?"

"면역 세포가 저 녀석 좀 수상한데, 하고 눈치를 채면 감염된 세포를 통째로 해치워버리지만, 그게 늦어지면 대량의 바이러스가 주위에 뿌려지게 돼."

그건 큰일인데……. 미치오는 고개를 흔들어 의인화된 세포의 이미지를 쫓았다. 이건 리얼하게 상상하면 무섭다. 공포 영화다.

"바이러스도 대단하다니까. 개중에는 금고 안까지 들어가서 원본에 자기 유전자를 넣어버리는 녀석도 있어."

"되게 무서운 이야기 아니야? 그럼 원본에 바이러스가 침투하면 DNA가 바뀐다는 거야?"

"그런 경우도 있지."

"그럼 만약에 바이러스가 생식 세포에 침입해서 바이러스가 든 DNA가 자손에게 전달된다면…….."

"새로운 성질을 가진 생물이 태어날지도 모르지. 그래서 생물의 진화에 바이러스가 관여해왔다고 하기도 하는 거야."

"앗, 잠깐 기다려봐, 저기, 따라갈 수가 없는데."

"응, 그럼 방금 건 잊어버려."

"아니, 아니. 너무 충격적이라서 잊을 수가 없어."

"건강 관리와는 상관없기도 하고. 바이러스는 무서운 존재니까 예방을 철저히 하고 감염이 되면 영양분을 섭취해서 면역 세포를 응원하면 돼."

레몬은 억지로 바이러스 이야기를 끊었다.

유전자 치료와
바이러스 요법

"유전자와 바이러스를 이해했으면 최신 의료 정보도 충분히 이해할 수 있을 거야. 유전자 치료가 뭐라고 생각해?"

"이름으로 보면 유전자를 치료하는 약 같은데……."

그런 일이 가능할까? 그리고 가능하다고 해서 그렇게 해도 되는 걸까?

"응, 유전자 자체를 치료하는 방법도 연구되고 있지만 지금 다룰 유전자 치료약은 유전자를 치료하는 게 아니라 유전자로 치료하는 방법이야."

유전자로 치료한다? 상상이 잘 안 돼서 눈앞이 어질어질했

지만, 미치오는 번뜩 무언가를 깨닫고는 정신을 다잡았다. 유전자는 단백질의 설계도다. 즉,

"유전자를 약으로 몸에 넣는 거야?"

"정답!"

"단백질 설계도를 밖에서 보내주는 건가?"

"맞아, 단백질이 부족한 곳에 설계도를 보내서 세포에게 생산하게 만드는 거야. 예를 들어 유전자에 오류가 발생해서 정상적인 단백질을 만들지 못하는 병에 걸렸다고 해보자. 그런 때 정상적인 유전자를 밖에서 보내주면 필요한 단백질을 만들 수 있게 되지."

"와!"

왠지 신비한 세계였다. 인간과 세포는 사는 세계의 차원이 다르다고 생각했는데, 인간이 세포에게 유전자라는 편지를 건네주고 단백질이라는 답장을 받을 수 있다니. 거기까지 생각한 미치오에게 새로운 의문이 샘솟았다.

"근데 그렇게까지 할 바엔 처음부터 필요한 단백질을 만들어서 넣어주는 편이 손쉬울 것 같은데."

설계도만 보내주는 건 너무 남에게 떠맡기는 느낌, 아니 세포에게 떠맡기는 느낌 아닌가? 작은 세포에게 만들게 하는 것보다 인간이 잔뜩 만드는 편이 효율도 더 좋지 않을까?

"그런 방법도 있지만 세포에게 만들게 하는 방법이 더 좋은 경우도 있어. '바이오 의약품'이 뭔지 알아?" 레몬이 말했다. 미치오는 고개를 저었다.

"균에게 약을 만들게 한다는 거야?"

"대장균이나 효모균이 만드는 약을 말하는 거야. 세균도 세포로 이루어져 있으니까. 균에게 만들고 싶은 단백질의 설계도를 줘서 만들게 하는 거지. 최근엔 효모균으로 만든 영양제도 있어."

"인간은 뭐든 다 이용하는구나……."

미치오는 이제 무대 위에 있다는 사실을 잊고 레몬의 이야기에 빨려 들어갔다. 생각한 것이 그대로 입 밖으로 나온다.

"바이러스도 이용해."

"설마."

미치오는 웃었지만 레몬의 다음 말에 진지한 표정으로 바뀌었다.

"안전하게 개조한 바이러스를 유전자 운반책으로 쓰는 거야. 그 녀석들은 세포에 숨어드는 게 특기니까. 유전자 치료나 바이러스 치료는 아직 널리 쓰이는 일반적인 치료법은 아니지만 벌써 실용화되긴 했어."

"왠지 믿을 수가 없네. 미래의 이야기 같아."

"아, 알기 쉬운 딱 좋은 예시가 있어. 코로나 바이러스의 백신이야. 일본에서는 메신저RNA를 주사하는 백신을 주로 사용하는데, 다른 나라에선 바이러스가 유전자를 운반하는 바이러스 벡터 백신도 사용하고 있어."

"대단하네……."

미치오는 왠지 멍해졌다. 바이러스로부터 몸을 지키기 위해 바이러스의 힘으로 대항한다니, 정말이지 SF의 세계 같은 이야기다.

"이제 다 이해했어. 코로나 백신은 바이러스를 해치우는 항체의 설계도를 주사하는 거지?"

"엇, 좀 달라."

유이카가 자신만만하게 말했지만 레몬은 단박에 부정했다.

"어째서?"

"항체는 엄청나게 거대하고 복잡하거든. 설계도를 만들기도 어렵고. 그러니까 이물질이 들어오면 항체를 생산하는 시스템을 이용해서 이물질의 설계도를 주사하는 거야."

"이물질이라면?"

"코로나 바이러스의 조각들."

'무슨 말이지?' 미치오는 이제까지 들은 이야기를 필사적으로 정리했다.

"세포에게 일부로 적의 설계도를 보내는 건가?"

"맞아. 작은 조각이라 멋대로 증식하지 못하기 때문에 안전하고 해가 없어. 하지만 면역 세포들이 적으로 인식해서 싸우기 때문에 실제로 감염됐을 때와 비슷한 증상이 생기지."

"그렇구나."

미치오는 백신의 부작용이 왜 생기는지 처음으로 이해한 기분이었다.

레몬이 유이카 쪽을 본다. 이제 정말로 끝낼 시간인 듯했다.

"마지막으로 모두를 대표해서 미치오 군이 감상을 말해줘."

유이카가 어려운 요구를 한다.

"뭔가 굉장히 즐거웠어"하고 미치오는 말했다. 초등학생 같은 감상밖에 나오지 않았다.

"몸에 관한 건 어려우니까 나는 힘들 거라고 생각했는데 조금씩 이해하기 시작하니까 재미있어져서 자신감이 생긴 기분이야. 유전자나 바이러스도 이제 그렇게 무섭지 않고."

"오, 좋네."

레몬이 말하자 박수가 쏟아졌다. 미치오의 감상에 동의를 표하는 박수였다.

"밋치왕국의 평화를 지킬 수 있는 사람은 밋치왕뿐이니까 힘내. 이야기를 들어주신 여러분도 마찬가지입니다. 자기 세포

들을 배려하면서 살아주세요. 그러면 건강이라는 거대한 자산
이 금세 사라져 바닥날 가능성이 줄어들 테니까요. 오늘 긴 시
간 들어주셔서 감사합니다."

유전자 치료의 최전선

유전자 치료는 체내 세포의 유전자를 전부 바꾸는 치료가 아닙니다. 애초에 현재의 기술로 약 37조 개의 세포의 유전자를 다 조작하는 일은 불가능합니다. 아직 세포가 많이 증식하지 않은 시기, 즉 수정란이나 수정란이 며칠간 자라 배아가 되었을 때 유전자 변형 조작을 하면 체내에 영향을 미칠 수 있습니다. 후에 태어난 세포는 변형된 DNA를 복사해서 증식해나가기 때문입니다. 연구를 위한 유전자 변형 동물은 이런 방법으로 만들어집니다. 그러나 '유전자 변형 인간'을 탄생시키는 일은 윤리적으로 문제가 있습니다. 2022년 현재 일본에서는 유전자를 변형한 수정란으로 임신·출산하는 일은 금지되어 있습니다.

연구 중이거나 혹은 실용화된 유전자 치료는 크게 다음과 같은 두 종류로 나뉩니다.

① 치료하고 싶은 부분에 유전자를 투사함(유전자 치료약).
② 치료하고 싶은 세포를 몸 밖으로 꺼내어 체외에서 치료에 필요한 유전자를 도입한 후 체내로 돌려보냄.

체내와 체외에서 행한다는 차이점이 있지만 둘 다 유전자를 세포 속에 넣는다는 점은 동일합니다. 세포 속에 유전자를 운반하기 위해 바이러스도 사용됩니다. 해외에서는 이미 몇몇 치료법이 실용화되었고, 일본에서는 2019년에 안제스사의 '콜라테진'이 유전자 치료 약품으로 첫 승인을 받았습니다. 같은 해 '킴리아'라는 암 치료법도 승인을 받았습니다.

콜라테진은 ①타입의 치료법으로, 고리처럼 둥근 모양의 DNA를 다리의 근육 세포에 주입하여 간세포성장인자HGF라는 단백질을 생산하게 만듭니다. HGF는 혈관의 신생을 촉진하여 허혈 상태가 된 부위의 혈액량을 증가시켜서 만성동맥폐

색증®의 궤양을 개선합니다.

킴리아는 ②타입의 치료법입니다. 백혈병 중 '미만성거대B세포림프종'이라 불리는 병에 걸려 더 이상 치료 방법이 없는 사람이 대상이 됩니다. 환자의 면역 세포를 꺼낸 후 유전자를 변형해 암세포를 공격하기 쉬운 세포로 만들어 몸속에 돌려보냅니다. 일반 약품은 대량 생산이 가능하지만, 킴리아는 환자의 세포를 꺼내 필요 없는 성분을 제거하고 유전자를 도입한 후 그 세포를 배양하고 증식시켜 체내에 투입할 수 있는 상태로 만들기 때문에 어마어마한 비용이 듭니다. 현재 약품의 가격은 3,000만 엔이 넘습니다.

면역 세포를 꺼내서 유전자를 변형한 다음 체내에 돌려보내는 암 치료는 킴리아 외에도 일본에서 승인받은 것들이 더 있습니다. 현재는 아직 고가의 치료지만, 기술이 더 발전하면 응용 범위가 넓어져 이제까지 고치지 못한 암도 고칠 수 있는 시대가 올지도 모릅니다.

● 사지 말초 동맥의 혈행 장애성 질환으로 궤양, 동통 및 냉감 등의 허혈성 증상을 동반한다.

참고자료

- 일본산부인과의회 웹사이트, 『연구노트 No.100』, 「산부인과 의료의 근 미래-유전자 치료 연구에서 임상 응용으로」, 시마다 다카시

- 다나베미쓰비시제약 뉴스 릴리즈, 「HGF 유전자 치료용 제품 '콜라테진®근주용 4mg' 신 발매 발표」

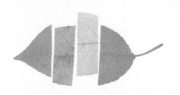

6장

유전자의
활동 방식은
바꿀 수 있다

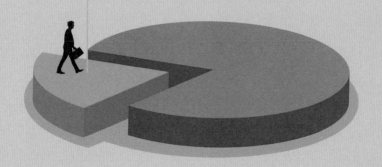

에피제네틱스란
무엇인가?

행사장을 빠져나가는 사람들은 모두 뿌듯한 미소를 띠고 있다. 나라를 다스리는 왕의 자부심을 되찾았기 때문일 것이라고 미치오는 생각했다. 건강이나 의료에 관해 알아야 하는 것들은 분명 무수히 많을 테고, 레몬이 말한 내용은 그중 극히 일부일 뿐이다. 하지만 레몬의 이야기를 듣고 난 후 미치오에게 확실히 변화가 일어났다. 이제까지는 몸에 관한 건 어차피 알 수 없을 것이라고 생각했다. 그래서 무슨 일이 생길 때까지 아무 생각도 하고 싶지 않았고, 무슨 일이 생기면 전문가가 하는 말을 들으면 된다고 생각했다. 그러나 이제는 무슨 일이 생기기 전에, 아니, 무슨 일이 생기지 않도록 스스로 할 수 있는 일을 하고 싶다.

"정리 도와줘서 고마워."

"뭘, 이 정도는 식은 죽 먹기지."

미치오는 시원시원하게 대답했다. 레몬은 참가자들에게 둘러싸인 상태고 유이카는 계산과 사무 처리로 바빠서, 행사장 정리라도 하지 않으면 따분했다. 거기다 빨리 끝내면 그만큼 데이트 시간이 길어진다. ……여기까지 생각하고는 문득 불안해졌다.

"마감 정말 괜찮아?"

"괜찮아. 미치오 군은 걱정이 너무 많다니까."

그 대답에 미치오는 쓴웃음을 지었다.

"유이카가 너무 걱정을 안 하는 거 같은데."

마감을 못 맞출 것 같다고 난리를 쳐서 데이트가 갑자기 취소되는 건 매번 있는 일이다.

"사실은 오늘 내가 세미나 담당인데 아무것도 준비를 못해서 초조했거든. 그런데 레몬 씨 덕에 준비할 필요가 없어져서 시간이 더 많이 생겼어. 다음 일을 위한 예습도 되었고."

그렇게 말하며 유이카는 가방에서 잡지를 꺼냈다. 표지에 인체 해부도가 있다.

"실은 이번에 여성용 라이프 스타일 잡지에서 최신 건강 정보 특집을 맡게 됐거든."

"유이카가?"

"응. 나 완전 문과 타입이라 불가능하다고 거절했는데 독자의 마음을 이해할 수 있어서 딱 좋다면서 강행하더라고. 이거 참고하라고 주던데."

"보여줘 봐."

잡지를 받아 들고 표지를 들추니 낯선 단어가 눈에 들어왔다. 에피제네틱스epigenetics?

"이건 뭐야?"

"거기에 설명이 있지? 나도 읽었는데 잘 모르겠어서."

에피제네틱스는 DNA의 배열 변화 없이 유전자 발현을 제어하는 시스템 및 학술 분야를 의미한다……뭐야, 이게? 무슨 말인지 전혀 모르겠다. 아니, 잘 읽어보면 알 수도 있겠지만 뇌가 이해를 거절한다. 그때 레몬이 '기다렸지'하고 말하며 두 사람이 있는 곳으로 다가왔다. 참가자에게 명함을 받고 사인과 사진 요청을 받다가 이제야 해방된 것이다. 레몬이 미치오와 유이카가 보고 있는 잡지를 슬쩍 들여다본다.

"에피제네틱스네. 그거 다음 레슨에 쓸 교재로 딱 좋겠어."

"레슨이라면 레몬 씨가 하는 거야?"

"맞아. 건강자산운용가 양성 강좌. 그런 사업을 시작하려고 생각 중인데 우선은 밋치에게 시험해보고 있어. 일반 사람들이 뭘 어디까지 아는지 난 모르니까."

나한테는 그런 제대로 된 설명 한 번도 해준 적 없으면서? 하고 미치오는 생각했다. 자신이 모니터링 역할인 줄은 몰랐다. 그런 건 본인에게 먼저 설명해야 하지 않나?

"유이카 씨도 할래요?"

"할게요!"

즉답이었다.

"브런치 먹을 수 있는 좋은 가게 아니까 거기서 해요!"

그렇게 말하더니 유이카는 빠른 걸음으로 걷기 시작했다.

"엇, 지금 바로?"

무심코 그런 한심한 말이 새어나왔지만 유이카는 듣지 못했다. 마감을 위해서라면 수단을 가리지 않는 사람을 연인으로 뒀으니 방법이 없다. 체념하고 맞춰주는 수밖에 없다. 유이카가 안내한 가게는 뷔페식 레스토랑이었다. 각자 먹고 싶은 음식을 담아오는 식이다. 미치오는 빈 접시를 들고 계속 어슬렁거렸다.

평소엔 닭튀김과 감자튀김, 고기와 볶음밥⋯⋯ 이렇게 아무 생각 없이 좋아하는 음식을 접시에 담지만, 오늘은 왕국의 질서를 위해 늘 열심히 일하는 세포들의 노고를 치하하고 싶었다. 대체 뭘 먹어야 세포들이 기뻐할까.

—세포들은 아직 왕국 밖은 적이 득실한 대자연이라고 생각하니까.

대자연은 사바나 같은 곳일까. 아니면 인간은 원래 원숭이였으니 숲에 더 가까울지도 모르겠다. '그렇다면 나뭇잎이나 나무 열매를 많이 먹었을지도.' 샐러드와 과일을 접시에 담는다. 평소엔 거의 먹지 않는 음식이다. '농경생활을 하기 전에는 곡물을 먹지 않았을 테니 밥과 밀가루는 조금 자제하고. 그래도 이것만으로는 조금 아쉬우니까 고기를 먹자. 사냥이 성공하면 먹을 테니까.' 평소와 다른 시점으로 음식을 고르니 즐거웠다. 건강을 위해서라고 생각하면 좀 귀찮지만 세포를 위해서라고 생각하면 왠지 더 노력하게 된다.

테이블에 돌아가니 유이카와 레몬이 이미 자리에 앉아 있었다. 네 명이 앉을 수 있는 둥근 테이블이다. 빈자리에는 유이카가 들고 온 잡지가 펼쳐져 있다. 독특한 음식을 좋아하는 유이카는 멋진 요리를 조금씩 보기 좋게 담아왔다. 레몬의 접시에는 어패류가 가득하다. 매번 식단이 엉망이지만 하루 단위가 아니라 더 전체적으로 균형을 유지하는 것이리라.

"지금 두 사람 수준이면 에피제네틱스는 이해할 수 있을 거야.”

잡지를 바라보면서 레몬이 말했다.

“아니, 힘들어. 이런 말 처음 들어봤어.”

“에피라는 건 ‘후’라는 뜻이고 그 반대어는 프로야.”

“에피와 프로……. 뭔가 귀여운 느낌이네.”

유이카는 그렇게 말하고는 노트에 ‘에피’와 ‘프로’라고 썼다. 그러더니 ‘앗’하고 외쳤다.

“설마. 에필로그와 프롤로그!”

“나이스. 그 에피야.”

‘에필로그는 알지.’ 미치오는 안심했다. 단어 전체의 뜻은 아직 모르지만, 미스터리한 주문 같은 말이 조금은 친근하게 느껴졌다.

“제네틱스는?”

“유전학이라는 뜻. 합쳐서 ‘후’의 유전학. 즉, 부모로부터 자식에게 유전될 때가 아니라 수정란이 완성된 후에 일어나는 변화를 말하는 거야.”

미치오는 한 번 더 정의를 읽어본다.

“DNA 배열 변화가 없다는 건?”

“종이랑 펜 있을까?”

레몬이 묻자 유이카가 바로 메모장과 펜을 내밀었다.

"고마워. DNA는 네 종류의 분자가 연결된 기다란 물질이야. 이 분자의 나열 방식을 배열이라고 부르지."

"뭐야. 그게 다야?"

미치오는 불만스러웠다.

"배열이라는 둥 멋 부리지 말고 나열 방식이라고 말하면 되잖아."

"밋치의 그 시점도 신선하네."

레몬이 감탄했다. 칭찬인지 무시인지 모르겠다. 레몬이 노트에 오각형 도형을 그린다. 그러고는 오각형 꼭대기 바로 밑에 있는 각 두 개에 봉을 하나씩 그린다.

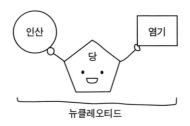

마치 양손으로 깃발을 든 것 같은 모습이다.

"DNA를 구성하는 분자는 뉴클레오티드nucleotide*라는 그룹

● DNA와 RNA와 같은 핵산을 구성하는 단위체로 대사에 중추적인 역할을 한다.

의 물질이야. 지금까지 그룹명이 몇 번 나왔었지. 아미노산이 랑 단백질. 각각 어떤 물질이었지?"

유이카가 노트를 넘기며 대답한다.

"아미노산은 레고블록이었지? 인체에는 스무 종류의 아미 노산이 필요하고. 또 아미노산을 쭉 잇고 구부려서 입체적인 형태로 만든 게 단백질. 세포가 활동하는 데 필요한 다양한 부

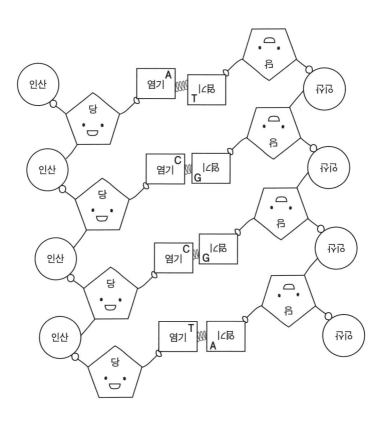

품이 되는 아이."

"좋아. 정확해. 뉴클레오티드는 몸이 오각형이고 오른손에
는 인산을, 왼손에는 염기를 들고 있는 그룹이야. 참고로 염기
도 그룹명이고. 다양하게 많아."

레몬은 설명을 이어나간다.

"DNA에 사용되는 뉴클레오티드는 네 종류야. 이 네 종류는
염기가 다를 뿐이고 다른 구조는 똑같아서 염기 이름으로 구
별해."

"생각이 좀 났어. 생물 시간에 배운 것 같아. 염기 이름의 앞
글자를 따서 알파벳으로 나열 방식을 나타내는 거지?"

"아데닌의 A, 구아닌의 G, 사이토신의 C, 티민의 T. 이 네
종류의 뉴클레오티드가 연결된 것이 DNA야."

"DNA는 이중나선 아닌가?"

미치오가 묻자 레몬이 맞아, 하고 대답하며 메모장에 오각
형을 하나 더 그렸다.

"이 왼손에 있는 인산이 다른 뉴클레오티드의 왼쪽 다리 부
분과 이어지는 거야. 이렇게 해서 쭉 일렬이 되지. 그러면 오른
손의 염기가 빈손이잖아. 일렬로 이어진 뉴클레오티드를 또
하나 준비해서 좌우를 바꿔 두 개 나열하면 오른손의 염기끼
리 결합해서 이중이 되는 거야. 결합하는 상대는 A와 T, C와

G로 정해져 있고."

레몬의 설명을 들으니 기억이 점점 되돌아왔다. 학교에서 배울 땐 단순한 암기과목 같은 느낌이라 기계적으로 지식을 외우기만 했다. 하지만 세포와 유전자의 복잡한 활동을 알고 나서 DNA의 구조를 생각하니 기분이 이상했다. 이렇게 심플한 구조로 어떻게 그런 다양한 세포를 만들어 낼 수 있는 걸까?

"이 네 종류의 뉴클레오티드의 나열 방식, 즉 배열이 유전정보야. DNA라는 책에 적힌 글자인 셈이지."

"그럼 'DNA의 배열 변화 없이'라는 건 원본을 건드리지 않는다는 뜻이야?"

"응, 맞아."

"그럼 이 '유전자 발현을 제어하는 시스템'이라는 건……."

"발현이라는 건 유전자로부터 단백질이 만들어지는 일이야."

미치오의 머릿속에 자동으로 단백질 공장 아저씨가 떠오른다. 금고에 들어가 유전자를 베껴 쓴 다음 금고 밖으로 나와 아저씨에게 건넨다. 그리고 단백질이 만들어진다. '이 공정을 제어하는 시스템……원본을 건드리지 않고?'

"에피제네틱스는 굉장히 편리한 거네."

"그렇지?"

미치오의 감상에 레몬이 미소 지었다.

"강연에서는 자세히 말하지 않았는데, 모든 세포가 다 똑같은 DNA를 가졌는데도 다양한 기능을 하는 세포가 존재하는 건 이 에피제네틱스의 활동 때문이야."

"이미 나왔었구나. 에피제네틱스……." 유이카가 말했다.

분명 강연에서는 각각의 세포가 두꺼운 설명서에서 자기에게 필요한 부분만 읽는다고 했었다. 그로 인해 세포는 특수한 기능을 가진 세포로 분화한다.

"그리고 포유류의 경우 에피제네틱스는 성별을 결정하는 데도 관여해."

"성별은 X염색체와 Y염색체의 조합으로 결정되는 거 아니었어?"

미치오가 물었다. 이것도 배운 기억이 난다.

"Y염색체를 가진 것만으로는 충분하지 않아. Y염색체에 있는 유전자의 스위치를 켜서 활동하게 만들어야만 수컷이 될 수 있거든. 실험 쥐가 태아일 때 이 스위치를 방해하면 Y염색체를 가졌는데도 불구하고 암컷의 생식기로 바뀌게 돼."

놀라운 말이었다. 성별은 수정할 때 결정된다고 생각했다.

"포유류는 태어난 후에 몸이 바뀌기 힘들지만, 예를 들어 생선 중에는 다 자란 후에 성전환을 하는 녀석들이 꽤 있어."

'그게 뭐야?' 처음 듣는 충격적인 사실이었다.

"능성어과 생선은 처음엔 전부 암컷으로 태어나서 크게 자란 녀석만 수컷이 돼. 반대로 감성돔은 처음엔 수컷이었다가 네 살쯤 되면 대부분 암컷이 되지. 흰동가리처럼 수컷 한 마리와 암컷 여러 마리가 무리 지어 생활하다가 수컷이 죽으면 몸집이 제일 큰 암컷이 수컷으로 바뀌는 생선도 있어."

"굉장하네. 편리해."

'아니, 불편하지!' 유이카의 감상에 미치오가 속으로 반발했다. 갑자기 유이카의 성별이 바뀌면 미치오는 굉장히 곤란해진다.

"에피제네틱스 재밌네." 유이카가 말했다.

미치오도 재미있다고는 생각했다. 하지만 조금 무서웠다. 이제껏 유전자는 미리 다 프로그래밍이 되어 있어서 바꿀 수 없는 절대적인 것이라 생각했다. 그런데 스위치의 온·오프로 조절되어 몸이 극적으로 바뀌기도 하고, 더군다나 그 스위치가 무리의 상황 같은 주변 환경에 좌우된다니.

"환경 때문에 유전자의 활동이 바뀐다니, 설마 인간은 그런 경우 없지?"

미치오가 조심스레 묻자 레몬이 선뜻 대답했다.

"있어. 예를 들어 영양 결핍 상태인 어머니의 뱃속에서 자란 태아는 어른이 된 후에 고혈압이나 비만, 심장병 등의 성인병에 걸릴 위험이 높아져."

"뭐? 왜? 마른 어머니한테서 태어난 아이는 비만과 연이 없을 것 같은데." 유이카가 놀란 목소리로 말했다.

"태아가 뱃속에 있을 때 받는 영양분이 부족하면 유전자 스위치가 조절돼서 음식이 부족해도 대응할 수 있는 몸이 되거든. 태어난 후에 정말로 음식이 부족한 환경이라면 생존율이 높아지겠지. 하지만 언제든 음식을 구할 수 있는 풍족한 환경이라면……."

"본인들은 평범하게 먹어도 과식한 셈이 돼서 병에 걸리는 거구나."

"맞아."

참 곤혹스러운 변화다. 하지만 인간은 지금까지 그런 식으로 살아남았다. 유전자에게는 악의가 없다.

"그럼 앞으로 인류는 환경에 맞게 과식해도 살이 안 찌도록 진화하는 건가? 그럼 단 음식이나 진수성찬도 매일 마음껏 먹을 텐데!"

유이카가 눈을 반짝이며 레몬을 재촉한다. 설령 미래의 인류가 진화한다 한들 현대를 사는 유이카와는 상관이 없지 않을까……하고 미치오는 속으로 지적했다.

"음, 그렇게는 안 될 것 같은데."

"엇, 왜!?"

"과식이나 비만으로 젊은 나이에 죽은 사람은 잘 없잖아? 아이를 낳기 전에 죽게 만드는 성질이라면 도태되겠지만 그렇지 않다면 다음 세대로 전해질 거야."

"그렇군. 식량난의 경우엔 굶주림을 견디지 못하면 성장하기 전에 죽으니까 자손을 남기지 못하는 거고."

"맞아. 굶주림을 견뎌낸 사람만이 살아남아서 자손을 남길 수 있었던 거지. 그러니까 지금 인간이 복부에 이렇게 지방을 축적할 수 있는 건 혹독한 시대에서 살아남았다는 증거야."

유이카가 체념한 듯 한숨을 쉬었다.

"그렇구나. 유전자에 의지하지 않고 자력으로 살찌지 않게끔 노력하는 수밖에 없는 건가. 그래도 과식하면 바로 살이 찌는 건 아사하지 않도록 오랜 세월에 걸쳐 대책을 세운 성과라는 사실을 알게 되니까 스스로 할 수 있는 일을 해야겠다는 생각이 들어. 만일 유전자가 그렇게 변화하지 않았다면 우리는 지금 여기 없을지도 모르니까."

"좋네, 유이카 씨. 유전자에서 다이어트를 생각하다니."

"아, 그 문구 좀 쓸게."

유이카가 부지런히 메모를 한다.

"에피제네틱스의 가까운 예시가 또 있어?"

"흠. 일란성 쌍둥이가 알기 쉬운 예일지도 모르겠네. DNA는 완벽하게 똑같은데 자라면서 성격이나 취향, 체질이 달라지잖아. 이것도 에피제네틱스야. 발현하는 유전자가 다른 거지."

'몰랐네.' 미치오는 감탄했다. 미치오에게는 일란성 쌍둥이 지인이 있다. 확실히 얼굴은 똑같지만 성격은 다르다. 미치오는 일란성 쌍둥이의 DNA가 똑같다는 사실도 몰랐고 성격 차이가 왜 생기는지 생각해본 적도 없다.

"DNA는 생명의 설계도라고 하는데, 그것만으로 생물의 성질이 결정되진 않는구나⋯⋯."

"맞아. 그러니까 만일 밋치가 자기 복제인간을 만들기 위해 밋치와 똑같은 DNA를 가진 인간을 탄생시키면 겉모습은 똑같을지 몰라도 알맹이는 꽤 달라질 거야. 일란성 쌍둥이 형제처럼."

자신의 복제인간이 탄생하는 상상은 썩 즐겁지 않다. 하지만 설령 같은 DNA를 가진 인간이 탄생하더라도 자신과 같은 사람이 되지 않는다는 이야기는 다소 흥미롭다. 생각하면 할수록 신기했다.

"와, 정말 대단하네. 에피제네틱스."

미치오가 진심을 담아 말했다.

"좀 남 일 말하듯이 하는데 밋치와도 관계있는 이야기야."

"어째서?"

미치오가 묻자 레몬이 충격적인 말을 했다.

"환경의 변화로 유전자 스위치의 온·오프에 변화가 일어나는 건 태아뿐만이 아니야. 성인이 된 후에도 일어난다는 사실이 밝혀졌어. 어쩌면 운동이나 칼로리 제한, 약과 영양제로 건강해지는 유전자 스위치를 켤 수 있을지도 몰라."

"그런 유전자가 있어?"

"있어. 예를 들어 노화를 예방하는 유전자라든지."

미치오는 레몬의 얼굴을 물끄러미 쳐다봤다.

"뭐."

"안 속아."

"속이는 거 아니야."

"그렇게 편리한 이야기가 있을 리 없지. 날 속이는 건 괜찮은데 유이카는 기사에 써버리잖아."

"잠깐만. 미치오 군. 그거 진짜일지도 몰라. 여기에도 적혀 있어."

유이카가 가지고 온 잡지 속 페이지를 가리켰다. 거기에는 '노화는 제어할 수 있다'라는 말이 있었다. 수상쩍긴 하지만 대학 교수에게 제대로 취재도 했고 논문도 인용했다. 애초에 잡지 자체가 지적인 느낌의 진지한 과학 잡지다.

"그럴 리가⋯⋯." 미치오가 말하자 레몬이 한숨을 쉬었다.

"그렇지? 유이카 씨도 역시 못 믿겠어?"

"흠. 그런 일이 정말 가능하다면 무서운데."

레몬은 머리를 긁적였다.

"최신 과학으로 겨우 밝혀진 획기적인 성과인데 사람들이 믿어주지 않거나 무서워하면 널리 퍼지질 않아. 어떻게 하면 좋을까."

"반대로 레몬은 왜 의심하거나 무서워하지 않는데?"

"메커니즘을 알고 나니까 그런 일이 가능할 것 같다는 생각이 들었거든. ⋯⋯그렇다는 건."

레몬의 얼굴이 확 밝아졌다.

"밋치와 유이카 씨도 메커니즘을 이해하면 되겠구나."

"무슨 메커니즘?"

"에피제네틱스가 어떻게 일어나는지. 두 사람도 알고 싶지?"

응, 이라고밖에 말할 수 없는 분위기에 압도당해 미치오와 유이카는 고개를 끄덕였다.

"좋아. 그럼 음식을 다시 담아온 후에 설명할게."

레몬은 즐거운 듯 말하고는 자리에서 일어났다.

당이 뇌에 좋다는
상식은 틀렸다?

"레몬이 아까 먹은 건 어느 거야?" 미치오가 묻자 레몬이 대답했다.

"아아, 필수아미노산?"

영양소가 아니라 음식 이름을 물은 건데, 하고 생각하며 미치오는 기억을 더듬어 오늘 강의를 복습한다.

"필수아미노산은 체내에서 합성이 안 돼서 음식으로 섭취해야 하는 레고블록이지?"

"응, 맞아."

"나도 필수아미노산 먹을래!"

"참치와 가다랑어에 풍부하게 들어 있어. 아, 돼지고기 로스에도 있고. 치즈도 좋아."

둘 다 레몬이 말하는 대로 접시에 담는다.

"처음엔 세포를 위해 채소랑 과일을 먹어야 한다고 생각해서 담았는데, 그건 별로 의미가 없는 걸까?"

"아냐, 굉장히 좋아."

"어디에 좋은데?"

유이카가 덥석 문다.

"비타민류는 DNA를 손상시키는 활성산소를 제거해주거든."

"그거 굉장히 중요하네. 원본을 지켜야지."

경쟁하듯 채소를 접시에 담으며 유이카와 미치오는 마주보고 웃었다. 생선과 채소가 건강에 좋다는 것은 지겹도록 들은 지식이다. 그런데도 유전자와 세포의 시스템을 알고 나니 갑자기 흥미로워졌다.

뷔페 공간에는 알록달록하고 작은 케이크와 젤리도 잔뜩 있다. 단 것을 좋아하는 미치오의 마음이 설렌다. 서양식 디저트뿐 아니라 일본 전통 과자까지 있다. 모든 종류를 다 먹고 싶은데, 아무래도 그건 과식이겠지. 옆을 보니 유이카가 부지런히 접시에 디저트를 담고 있다.

"벌써 디저트 먹게?"

"어려운 거 많이 공부하느라 머리를 썼으니까 단 걸 먹어야지. 당은 뇌의 영양분이라고 하잖아."

"흠, 그거 있잖아……."

레몬이 그렇게 말하며 고개를 갸웃거리자 유이카가 손을 멈췄다.

"엇, 설마 아닌 거야?"

"당은 몸에 필요한 에너지원이고 특히 뇌가 에너지를 많이 쓰는 건 맞지만, 디저트로 섭취하지 않아도 식사로 충분히 얻을 수 있어."

"식사로 얻을 수 있다고? 과일을 먹었으니까?"

미치오가 물었다.

"아니, 과일 말고도 밥이나 면류, 분식 같은 거 먹었지? 그게 다 당이야."

"설탕이 들었다는 거야?"

"그게 아니라 당도 아미노산이나 단백질처럼 그룹명이거든. 수많은 아미노산이 이어져서 단백질이 되듯이 당도 하나로 이루어진 단당류와 단당이 두 개 연결된 이당류, 여러 개가 연결된 다당류가 있어. 참고로 다당류는 전분이라고 불러."

전분은 미치오도 알고 있다.

"그러니까 밥이나 면류나 분식은 다당류라는 말이야?"

"예스!"

"혹시 그래서 밥이나 빵을 '당질'이라고 부르는 거야?"

유이카가 물었다.

"맞아. 탄수화물이라는 말도 있지만 그건 당질과 식이섬유를 합쳐서 부를 때 이름이야."

"다이어트 서적에서 당질 제한이라는 말을 보고 왜 밥이나 빵인데 당이라고 하는지 좀 이상했거든. 자세히 알기 전에는 과자만 제한하는 건가 했어."

"단백질도 다 조각내서 몸을 만드는 재료로 쓰듯이 당질도 마찬가지야. 떼어놓지 않으면 에너지원으로 사용할 수 없어. 당질은 몸속에서 소화된 다음 최종적으로 포도당 같은 단당으로 분해되어야 세포의 에너지로 쓸 수 있는 형태가 되거든. 반대로 사람 몸이 소화시키지 못하는 건 영양소가 될 수 없어. 식이섬유라고 불리는 것도 사실 다당류인데 결합이 단단해서 떼어놓을 수 없어서 흡수가 불가능 해. 즉, 거의 칼로리 제로."

"거의 칼로리 제로라니! 듣기 좋은 말이네."

유이카가 황홀하다는 듯 말했다. 미치오는 새롭게 탄생한 당 그룹을 머릿속에서 정리한다. 아미노산과 단백질의 관계와는 달리 당은 다양한 부품으로서 활동하지 않기 때문에 블록보다는 경단에 비유하는 것이 더 적합할지도 모른다.

밥이나 빵은 경단이 잔뜩 달라붙은 다당류다. 이빨에 의해 부서지고 소화관 속에서 소화액에 녹은 후 최종적으로 경단 조각이 된다. 작은 크기로 분해되고 소장에서 흡수되어 혈액 속을 흐르며 온몸의 세포로 운반된다. 설탕은 이당류이기 때문에 경단이 두 개다. 한 번만 분리하면 된다. 빨리 분해되므로 에너지로 전환되기 쉽다. 뇌는 영양분을 많이 사용한다는 말을 들은 적이 있다. 그렇다면 단 것이 뇌에 좋다는 말은 이치에 맞는 느낌이다.

"단 걸 먹으면 효율적으로 회복이 가능할 것 같은데."

미치오의 말에 레몬이 천천히 고개를 저었다.

"확실히 효율이 좋지. 그게 문제야. 원시 시대를 살았던 세포들에겐 효율이 과하게 좋은 거지."

"살이 찐다는 거야?"

"다당류든 설탕이든 많이 먹으면 살이 찌는 건 똑같지만, 혈당이 급격하게 치솟게 돼."

"혈당!"

유이카가 또 반응했다. 다이어트 서적에 자주 나오는 용어이리라.

"혈중 당의 수치는 엄격하게 관리되고 있어. 당이 흘러들어오지 않게 되면 세포들이 죽게 되니까 음식을 먹으라고 뇌가

지령을 내리지. 반대로 혈중에 당이 너무 많아도 곤란해. 소중한 혈관을 손상시키거든. 급격히 늘어나면 급격히 거둬들이기 때문에 그 후에는 또 혈당치가 너무 내려가게 되고. 그러면 또 음식을 먹으라고 뇌가 지령을 내리지.”

“잠깐만. 그거 끝도 없이 먹는 패턴 아니야?”

“그렇게 되는 거지.”

“그래서 단 걸 먹고 나면 더 음식이 당기는 거야?”

레몬이 기특하다는 표정으로 고개를 끄덕인다. 짚이는 구석이 있는지 유이카가 격하게 동요했다.

“그러니까 단 걸 먹어서 혈당을 급격히 올렸다가 내리면 집중력이 저하되는 거야. 뇌와 몸이 다 바쁘니까 일할 정신이 없는 거지. 머리를 안 쓰고 쉴 때는 괜찮은데 쓰는 도중에 단 걸 너무 많이 먹으면 단 걸 내놓으라는 악마와 계속 싸우면서 일해야 해.”

유이카는 인상을 찌푸리고 자기 접시 위에 놓인 디저트를 바라보았다. 물론 다시 돌려놓을 수는 없다.

“근데 그걸 다 알고 즐기는 거면 괜찮을 것 같은데. 단 걸 먹으면 행복해지니까. 술도 그렇잖아? 뇌와 몸에 나쁘지만 스트레스가 해소되니까.”

이번에는 미치오가 움찔했다.

"술은 뇌와 몸에 나쁜 거야?"

"안타깝지만 그래."

"……몸에 좋은 건 뭐더라?"

"채소를 많이 먹고 적당히 운동하고 배불리 먹지 말고 스트레스가 쌓이지 않도록 하면서 충분한 수면을 취하면 돼."

"내일부터 열심히 하자."

유이카와 미치오는 서로 마주보고 고개를 끄덕였다.

에피제네틱스의
시스템

자리에 돌아온 레몬은 설명을 이어가기 시작했다.

"DNA라는 건 아주 긴 물질이야. 인간 세포의 DNA를 전부 연결하면 2미터 정도 되지."

"와."

미치오는 자기 키보다 더 긴 끈을 떠올린다.

"DNA는 세포의 핵 안에 수납되어 있는 거지? 소중하니까 금고 속에."

"맞아."

"핵은 크기가 어느 정도인데?"

유이카가 물었다.

"약 10마이크로미터. 1밀리미터의 100분의 1 크기야."

유이카가 노트에 숫자를 쓰고 확인한다.

"0.01밀리미터라는 거야? 엄청 작네!"

"거기에 길이가 2미터인 DNA가 수납되어 있는 거 좀 이상하지 않아?"

미치오의 말에 레몬이 메모장에 그림을 그리기 시작했다.

"이상하지? 신기하지? DNA는 돌돌 말려서 수납되어 있어. 심지어 엉클어지지 않도록 히스톤이라는 단백질에 감긴 상태로."

둥근 구슬 같은 것을 몇 개 그리더니 그 구슬에 끈을 빙 둘러 감는다.

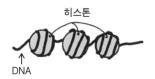

레몬의 설명에 따르면 이 끈이 바로 DNA일 것이다. 금고에서 외부 반출이 금지된 서적의 이미지와 비교하면 다소 미덥지 못한 느낌이다.

"이 DNA에서 유전자 정보를 읽어내려면 감긴 부분을 풀어야 해. 근데 전부 다 풀 필요는 없고 읽으려는 부분만 풀면 돼. 풀고 나면 '여기부터 읽으면 됩니다'하는 부분이 있는데 거기에 읽는 작업을 하는 단백질이 달라붙어야 유전자를 읽는 작업이 시작되는 거야."

꼭 정밀한 기계 같다고 미치오는 생각했다. 이런 게 세포 하나하나에 구비되어 있다니, 상상하면 눈앞이 아찔해진다.

"이 DNA에 유전자가 실려 있는데, 쓰고 싶은 부분만 쓰려면 어떻게 하면 될 것 같아?"

"음? 어떻게 하는 걸까……."

세포들이 활동하는 왕국을 떠올려봤지만 전혀 알 수 없었다.

"밋치라면 이 유전자를 써! 여기는 쓰지 마! 하고 후배에게 전달할 때 어떻게 할래?"

"매뉴얼을 만들어서 주면 되지 않을까?"

"그건 좀 별로일 것 같은데?"

유이카가 끼어들었다.

"만드는 데 시간도 걸리고 읽기도 힘들 것 같아."

"유이카 씨라면 어떻게 할 건데?"

"음, 포스트잇을 붙일 거야! 써야 하는 페이지에!"

"좋네. 그럼 쓰지 말았으면 하는 유전자는?"

"페이지가 열리지 않도록 테이프로 막아둘래!"

강압적인데……! 만약 미치오가 후배라면 그 힘자랑에 어이가 없을 것이다.

"좋네. 뭐, 그런 거야. 사용하지 않았으면 하는 유전자 부분은 딱 붙여서 열지 못하게 하면 되고, 사용하길 바라는 유전자 부분은 열어두면 되는 거지. 유전자의 활동 방식을 결정하기 위해서는 이 히스톤과 DNA에 방금 유이카 씨가 말한 포스트잇 같은 걸 붙여야 해. 메틸기*라는 녀석을 붙이거나 아세틸화**라는 화학 반응을 하거나. 방법은 몇 가지 있지."

메모장에 메틸기의 분자식과 아세틸화의 화학 반응식을 쓴다.

"뭐 너무 세세한 건 기억할 필요 없어. 포스트잇으로 알고 있으면 돼."

미치오는 오랜만에 본 화학식에 멈칫했다가 포스트잇, 포스트잇, 하고 머릿속으로 읊었다. 문구점에 있는 포스트잇을 떠올리면 딱딱한 기호도 무섭지 않다. 약간 사랑스럽게 느껴진다.

- DNA의 염기 부위에 달라붙어 유전자의 발현을 억제하는 역할을 하는 후성 유전 물질.
- ●● 히스톤 아세틸기의 전이효소가 히스톤 단백질에 결합하는 현상. 이 현상이 일어나면 히스톤에 감겨 있는 DNA가 풀어지면서 유전 정보를 복사하는 과정이 일어난다.

"이 포스트잇은 히스톤과 DNA에 붙일 수 있어. 이게 붙으면 DNA를 풀기 쉬워져서 유전자를 읽기 수월해지지. 게다가 푼 후에도 조절할 수 있는 포인트가 있어."

끈을 사이에 두고 무언가를 그린다. 휴대용 미니 스캐너처럼 생겼다.

"이렇게 DNA에 읽기 전용 단백질이 달라붙어서 읽기 시작하는데, 달라붙는 이 부분을 방해하면 읽을 수가 없어. 즉, 유전자가 발현되지 않는 거야."

종이에 차례차례 그려지는 그림을 보니 미치오는 어떤 이미지가 떠오르기 시작했다. 돌돌 말린 DNA 중 필요한 부분이 풀어지면 스캐너 같은 것이 달라붙어 유전자 복사본을 만든다. 히스톤부터 풀지 않으면 복사할 수 없다. 거꾸로 말해 풀기 쉽게 해두면 복사도 잘 되는 것이다.

복용한 효소가 체내에서
활동하지 않는 이유

"이 포스트잇을 붙였다 떼었다 하는 역할을 하는 게 몇몇 효소야."

"효소!"

유이카의 눈이 빛난다.

"매일 밤 자기 전에 효소 음료를 마시거든! 노화 방지에 좋다고 들어서. 실제로 효과가 있는 느낌이었는데 과학적으로도 옳았던 거네. 좋아, 기사 방향이 보여."

"잠깐, 잠깐만. 유이카 씨. 효소는 단백질이야. 체내에서 다양한 반응을 돕는 역할을 하는 단백질."

"와! 단백질은 뭐든 할 수 있구나."

유이카가 천진난만하게 말했지만 레몬은 아직 할 말이 남은 듯했다. 미치오는 번뜩 깨달았다.

"앗, 레고블록……."

"응? 갑자기 무슨 말이야?"

"유이카, 효소가 단백질이라는 건 먹어봤자 뿔뿔이 흩어져서 아미노산이 될 뿐이라는 뜻이야."

"엇, 그럼 효소를 복용해도 효과가 없다는 거야?"

"흠, 체내에서 효소를 만드는 재료가 될 수는 있지만, 뿔뿔이 흩어진 블록으로 뭘 만들지는 세포에 따라 다르겠지."

"그럼 달걀이나 고기나 낫토를 먹는 거랑 똑같다는 말이야?"

"흠, 뭐 그런 셈이지."

"비싸게 주고 샀는데!"

유이카가 한심하다는 듯 말했다. 레몬이 조심스럽게 말을 잇는다.

"플라시보 효과가 있었을 수는 있는데, 지금 다 사라졌겠네."

"플라시보 효과?"

"효과가 있다고 믿으면 몸도 반응해서 정말 효과가 나타나는 거야. 플라시보는 효과도 없고 해도 없는 '가짜 약'이라는 뜻인데, 유효 성분이 없는 가짜 약이라도 먹는 사람이 효과가 있다고 믿으면 증상이 개선되는 거야."

"갑자기 좀 의심스러운 이야기가 됐네."

미치오가 무심코 끼어들었다.

"그런 거 그냥 기분 탓이잖아?"

"기분뿐만 아니라 신체적인 효과도 확실히 있다는 연구 결과가 있어. 자연 치유력이 발휘되기 때문이라고 하는데 정확한 건 밝혀지지 않았어. 인간의 몸은 참 신기하지?"

'믿는 자 구원받으리……인가.' 미치오는 신음했다. 수상한 항아리를 사서 병이 나았다든지 기도나 주술로 건강해졌다는 그런 수상쩍은 이야기도 전부 거짓이라고 단언할 수 없다. 본인이 강하게 믿어서 정말로 효과가 있었던 것인지도 모른다.

"그럼 설마 플라시보가 있으면 약은 필요 없는 거야?"

유이카가 말했다.

"그렇게 생각할 수 있지. 하지만 아쉽게도 플라시보 효과는 길게 이어지지 않아. 효과는 점점 떨어지지. 거기다 만약 자연 치유력만으로 대항할 수 없는 큰 병이라면 점점 악화될 테고. 환자를 속이는 일도 윤리적으로는 아웃이야."

"그렇구나. 플라시보로 병이 나으면 몸에 부담도 적어서 엄청 좋겠다고 생각했는데, 그렇게 편리한 건 없구나."

열심히 메모를 하던 유이카가 문득 손을 멈추고 레몬을 보았다.

"혹시 반대로 믿음 때문에 몸이 나빠지는 경우도 있다거나……."

"있지. 약을 먹으면 부작용이 있다고 믿는 경우 같은 거. 가짜 약인데도 부작용이 생기거나, 사실은 효과가 있는 약인데 효과가 없을 거라고 믿어서 약의 효과가 사라지는 일도 있어."

"몸과 마음은 정말로 연결되어 있구나."

유이카가 감탄의 한숨을 내쉬었다.

"효소 음료는 충격이지만 그래도 공부가 됐으니까 괜찮아!"

긍정적인 성격이 유이카의 장점이다.

"효소가 어떻게 에피제네틱스를 제어하는지에 관한 이야기로 돌아가고 싶은데."

레몬이 드물게 궤도 수정을 했다. 에피제네틱스를 어지간히 설명하고 싶은 모양이다.

"효소에는 다양한 종류가 있어. 그중엔 히스톤과 DNA에 붙인 포스트잇을 떼어내거나 붙이는 효소도 있고."

"효소가 유전자를 읽기 쉽게 만들거나 어렵게 만든다……즉, 에피제네틱스를 조절한다는 거야?"

"맞아, 맞아."

"와! 나 에피제네틱스를 이해한 것 같아!"

유이카는 신이 나서 큰소리쳤지만 미치오는 고민에 빠졌다.

"미치오 군, 왜 그래. 표정이 안 좋은데."

"효소란 건 단백질이지?"

"맞아."

유이카가 힘 있게 고개를 끄덕인다.

"단백질은 유전자로 만들어지고."

"응."

"이거 달걀이 먼저인지 닭이 먼저인지 같은 이야기 아냐?"

"엇, 정말이네."

유이카와 미치오는 동시에 레몬을 보았다.

"아, 그러니까 굉장히 간단하게 말하자면 유전자A의 활동을 조절하는 단백질을 유전자B가 만드는 거야."

"그럼 유전자가 유전자를 조절하는 거구나."

"맞아. 아직 에피제네틱스에 의해 제어된다고 밝혀진 유전자는 일부지만 앞으로 계속 밝혀질 거야. 얼마 전까지만 해도 다들 DNA의 배열을 전부 읽을 수 있게 되면 생명에 대해 알 수 있을 거라고 생각했지. 하지만 전부 읽는다 해도 어디에 어떤 유전자가 있는지 모르면 의미가 없다는 사실을 알게 됐어. 유전자를 알고 나니 이번엔 그 유전자로 어떤 단백질이 만들어지고 세포의 어디에서 어떤 활동을 하는지 알 필요가 생긴 거야."

"에피제네틱스는 그다음이라는 거야?"

"응. 어떤 타이밍에 어떤 메커니즘으로 유전자의 발현이 제어되는지. 지금은 그 연구가 왕성하게 이루어지고 있어."

"어렵네."

"어렵지만 이건 큰 희망이야. DNA는 바꿀 수 없지만 환경이나 영양, 생활 습관을 바꾸는 방법으로 유전자의 활동을 변화시킬 수 있으니까. 약을 먹어서 억지로 막는 게 아니라 몸의 본래 기능을 되찾는 방법으로 말이야. 유전자에서부터 건강을 생각해나가면 전혀 다른 미래가 기다리고 있을……지도 몰라."

노트에 메모를 하던 유이카가 손을 멈추고 고개를 들었다.

"레몬 씨 코멘트 기사에 써도 괜찮아?"

"괜찮아."

레몬은 변함없이 가볍다.

"신난다. 왠지 좋은 기사를 쓸 수 있을 것 같아."

유이카는 마음이 놓였는지 접시에 가득 담긴 디저트를 먹기 시작했다.

"그래서 무슨 기산데?"

레몬이 물었다. 그러고 보니 아무런 설명도 하지 않았다. 디저트에 열중한 유이카를 대신해 미치오가 사정을 설명했다.

"그 특집이 몇 페이지짜린데?"

"6페이지. 근데 일러스트나 사진을 많이 써서 텍스트 분량은 그렇게 많지 않을 걸."

"그럼 지금부터 할 이야기는 제대로 전달하기 힘들지도 모르겠네. 세포를 알고 유전자를 알고 에피제네틱스를 모르면 수상하다고 여기거나 무섭다고 생각할 테니까."

레몬의 말을 듣고 미치오는 아직 본론에 들어가지 않았다는 사실을 떠올렸다. 유이카도 생각난 모양이었다.

"아, 운동이나 칼로리 제한, 약이나 영양제로 노화를 방지하는 유전자의 스위치를 켤 수 있을지도 모른다는 이야기! 그거 독자들이 제일 좋아할 것 같은데."

"그렇지?"

"근데 지금까지 레몬 씨가 한 이야기를 6페이지로 정리하는 건 불가능해!"

"그건 그렇지……."

방금까지 여유가 넘치던 유이카의 얼굴이 창백해진다.

"뭐, 기사에 어떻게 쓸지는 듣고 난 후에 생각하는 게 어때?"

미치오가 말하자 유이카가 굳어진 얼굴로 고개를 끄덕였다.

에피제네틱스의 지형

에피제네틱스라는 말과 개념은 1942년에 영국의 콘래드 H. 웨딩톤 박사가 처음 사용했습니다. DNA가 이중나선 구조라는 사실이 밝혀진 것이 1953년이므로, 웨딩톤 박사의 시대에는 DNA나 히스톤 단백질을 수식하여 유전자의 발현을 제어하는 에피제네틱스의 메커니즘은 밝혀지지 않은 상태였습니다.

웨딩톤 박사가 주장한 것은 사고방식의 모델입니다. 수정란에서 증식한 세포가 어떻게 자신의 사명을 알고 개성이 풍부한 세포로 분화해 나가는지를 지형에 비유해서 설명했지요.

완만한 산을 떠올려보세요. 어떤 세포든 다 될 수 있는 수정란이 그 산의 꼭대기에 있습니다. 수정란에서 분열하여 증식한 세포가 어느 방향으로 구르기 시작하는지에 따라 세포의 목적지는 크게 달라집니다. 또 굴러 떨어지는 도중에 융기한 부분이나 푹 파인 부분을 넘어가게 되면 나아가는 방향은 미묘하게 달라집니다. 그렇게 굴러떨어져서 최종적으로 멈춘 장소가 바로 분화가 끝난 세포입니다. 거기가 근육인지 뼈인지 피부인지 장기인지에 따라 세포는 다른 모습이 되지요. 한 번 떨어지고 나면 다시 산을 올라가 분기점에서 새로 시작하는 일은 불가능합니다.

세포가 올바르게 분화하기 위해서는 이 산의 지형이 올바르게 제어되어야 합니다. 산사태가 일어나서 경사면이 평평해지면 세포는 계속해서 같은 자리에만 굴러떨어질지도 모릅니다. 이상한 곳에 구멍이 생기면 세포가 빠져버리므로 올바른 자리에 도착할 수 없습니다.

다음 장에서는 노화를 예방하는 '시르투인 유전자'의 활동을 소개하겠습니다. 조금 예고를 하자면, 시르투인 유전자의 역할 중 하나는 이 에피제네틱스의 지형을 정비하는 일입니다. 시르투인 유전자가 일하지 않으면 지형은 점점 무너지게 되고, 세포는 미아가 되고 맙니다. 잘못된 장소에 굴러떨어져서 자기 역할을 알 수 없게 되므로 체내에서 쉽게 이상이 생기지요. 그 결과 갖가지 문제와 병이 발생합니다. 이것을 노화 현상이라고 합니다. 이 견해에 따르면 시르투인 유전자의 활동을 활성화함으로써 노화를 방지할 수 있을지도 모릅니다.

유전자에
손을 써서
건강해지기

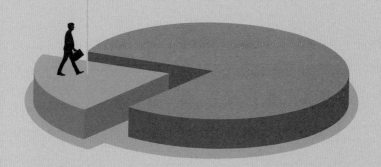

노화란 죽기 쉬운
상태가 되는 것

"우선 노화가 무엇인지부터 설명하고 싶은데, 두 사람은 어떤 이미지를 갖고 있어?"

레몬이 묻자 유이카가 곧장 대답했다.

"흰머리가 나고 주름이 느는 거."

"그 정도로 노화가 끝나면 좋을 텐데."

레몬이 웃었다.

"아냐, 안 좋아."

유이카와 레몬의 대화를 들으며 미치오는 노화에 대해 생각했다. 겉모습에 관해서는 유이카가 이미 대답했다. 그 외에 또 뭐가 있을까.

"청력이 떨어지고 눈이 나빠지고. 또 기억력도 떨어지고……."

미치오가 말하자 레몬이 "즉, 신체 기능이 쇠퇴하는 거지"하고 정리했다.

"체력도 떨어지고 다리나 허리도 안 좋아지지. 생식 기능도 쇠퇴하고. 또?"

"또? 뭐가 있으려나? 세세한 것까지 말하면 엄청 많을 것 같은데……."

"그럼 노화를 한마디로 표현하면?"

레몬의 질문에 미치오는 고민했다. 노화는 나이를 먹는 것이라고 말하면 표현을 바꿨을 뿐이다. 한마디로는 표현할 수 없을 것 같다.

"생각나는 게 없어. 정답은?"

"죽기 쉬워지는 것. 그게 노화의 정의야."

"그게 뭐야?"

안 그래도 노화라는 단어는 듣기만 해도 우울한데, 죽기 쉬워진다니 감성과 배려가 너무 부족하다.

"조금 더 과학적으로 표현하면 나이를 먹을수록 사망률이 높아지는 거라고 할 수 있지. 병에 걸리기 쉬워지는 거라고 말해도 좋고. 노화는 거의 모든 병의 원인이니까."

"면역력과 체력이 떨어져서 감기 같은 병에 걸리기 쉬워지는 거야?" 유이카가 말했다.

"맞아. 근데 감기뿐만 아니라 모든 병에 다 걸리기 쉬워져. 혈관이나 심장의 병, 위장병, 뇌질환, 피부병, 그리고 암에도 걸리기 쉬워지지."

"와, 노화 무섭네."

유이카의 감상에 미치오도 동감했다. 암이라는 말을 듣는 순간 '죽기 쉬워진다는' 말이 생생하게 그려졌다.

"노화가 진행되면 몸의 여러 부분이 한꺼번에 나빠지지. 그래서 공통된 메커니즘이 있는 게 아닐까 해서 과학자들이 그걸 찾고 있는 거고."

"노화를 일으키는 유전자가 있다는 말이야?"

"그렇게 생각한 학자도 있었지. 하지만 노화를 일으키는 유전자는 발견되지 않았어. 대신 노화를 방지할 가능성이 있는 유전자는 발견됐지."

"엄청난 발견이네! 언제 발견됐어?"

"논문은 2000년에 발표됐어. 당시엔 아직 효모균이나 포유류의 세포를 사용한 실험이었지만. '시르투인 유전자'라고 불리는 유전자의 활동력이 떨어지는 게 노화의 원인이라는 증거를 제시했지."

미치오는 멍해졌다. 노화에 원인이 있고 심지어 그게 하나의 유전자 때문이라는 사실을 믿을 수가 없었다.

"노화는 자연스럽게 일어나는 일이니 어쩔 수 없다고 생각했는데, 이미 몸속에서 부지런히 막아주고 있는 유전자가 있다니 왠지 희망이 생기네."

유이카의 말에 문득 위화감을 느낀 미치오는 생각에 잠겼다.

"그런 유전자가 왜 존재하는 걸까?"

"인류를 구하기 위해서 아니야?" 유이카가 대답했다.

"하지만 진화의 시스템을 생각하면 노화를 방지하는 유전자는 살아남지 못할 것 같은데."

인간이 노화 때문에 곤란해지는 것은 아이를 만드는 연령보다 한참 후의 일이다. 노화를 예방하는 유전자를 가지고 있든 없든 그건 자손을 남기는 일과는 무관하다.

"대단한데. 성장했네, 밋치." 레몬이 진지하게 말했다.

"내가 잘 가르친 거지." 레몬은 기분 좋게 설명을 시작했다.

"시르투인 유전자는 원래 노화 방지를 위해 활동하는 건 아니야. 이 유전자는 에피제네틱스에서 중요한 역할을 하는 효소의 설계도야."

"포스트잇을 붙이고 떼는 효소?"

"응. 구체적으로는 히스톤의 아세틸기를 떼어내는 '시르투인'이라는 효소의 설계도. 시르투인의 설계도이기 때문에 이 유전자의 이름이 '시르투인 유전자'인 거야."

히스톤은 간편한 수납을 위해 DNA에 감는 단백질이다. 아세틸기는 유전자를 읽으라고 지시하는 포스트잇이다. 그렇다면 시르투인은 포스트잇을 떼어내서 유전자를 읽기 쉽게 만드는 역할을 하는 걸까?

"시르투인은 어떤 유전자를 조절하는 거야?"

미치오가 물었다.

"다양해. 전부 다 밝혀지진 않았고. 그런데 생식과 DNA의 회복에 관련된 효소라는 사실은 판명됐지. 그리고 시르투인 유전자가 일하기 위해서는 NAD라는 물질이 필요해."

"엔에이디NAD?"

"응, 알파벳 세 글자. 니코틴아미드nicotinamide, 아데닌adenine, 디뉴클레오티드dinucleotide의 약자야. 체내에서 만들어지는 '부효소'지."

"부효소? 효소와 같은 종류?"

"같은 종류는 아니야. 부효소는 효소를 돕는 물질이고 효소보다 작은 분자야. 단백질보다 훨씬 작은 물질이라서 효소에 붙어서 활동을 돕는 액세서리 느낌이랄까. 부효소가 결합하지 않으면 활동하지 않는 효소도 많아."

"그런 게 있다는 건 처음 알았어!"

유이카가 말했다.

"그렇지. 별로 언급을 안 하니까. 아, 근데 혹시 코엔자임 Q10이라는 건 들어본 적 있지 않아?"

"있어. 영양제에서 봤어."

"여성용으로는 안티에이징 효과를 기대하는 영양제가 나올 거야. 효소는 영어로 enzyme이라고 하는데 거기에 공동이라는 뜻의 접두어 co를 붙여서 코엔자임이라고 해. 코엔자임 Q10은 부효소 중 하나야."

"이미 내가 부효소를 알고 있었구나."

유이카는 계속해서 감탄한다. 미치오도 코엔자임Q10이라는 단어는 얼핏 들은 적이 있지만 의미까지는 몰랐다. 갑자기 단어의 의미를 알게 되니 세계의 해상도가 높아진 기분이 들어 흥미로웠다.

DNA는 계속해서
손상되고 있다

"그런데 부효소라는 건 좀 헷갈리는 이름이네. 효소의 한 종류라고 생각할 것 같아. 효소의 스위치를 켜는 물질이니까 효소 스위치 같은 건 어떨까?"

미치오가 말하자 유이카가 호응했다.

"효소 스위치라. 그럼 유전자의 활동을 온·오프하는 효소는 유전자 스위치? 효소의 스위치를 부효소가 켜고, 켜진 그 효소가 유전자의 스위치를 켜고……. 뭔가 복잡하네."

"꼭 도미노 같아."

"맞아. 체내 반응은 도미노나 릴레이처럼 다양한 물질을 매개로 진행되는 거야. 시르투인 유전자가 활동하게 만들려면 도미노를 톡톡 계속해서 쓰러뜨려야만 해. 하지만 나이를 먹으면 그 도미노에서 중요한 포인트가 되는 NAD가 몸속에서 점점 줄어들어."

"그러면 시르투인 유전자가 활동할 수 없게 되는 거야?"

"응. 시르투인 유전자의 활동력이 떨어지면 무슨 일이 생길 것 같아?"

"흠, 시르투인 효소는 생식과 DNA의 회복에 관여하니까……."

유이카가 메모를 보면서 말했다.

"나이를 먹은 후의 이야기니까 생식은 관계없을 테고, DNA의 회복력이 떨어지나? 근데 DNA가 회복되지 않으면 어떻게 되는 거지?"

미치오도 유이카의 메모를 들여다보며 생각한다. 애초에 DNA의 회복이라는 게 뭐지? 레몬이 설명했을 땐 대충 납득하고 흘려들었는데 다시 생각하니 의문이 생긴다. 회복을 한다는 말은, 즉 고장이 난다는 뜻인가?

"DNA는 회복을 해야만 하는 존재인 거야?"

"DNA는 세포 하나당 하루에 수만 번 이상 손상을 입는다고 알려져 있어."

"우와, 거짓말이지!?"

"와, 너무해. DNA가 손상되면 어떻게 되는데?"

"찢어진 페이지에 마침 중요한 단백질의 설계도가 쓰여 있으면 그 단백질을 만들 수 없게 돼서 세포 기능에 문제가 생기지. 그 예시가 암세포야. 암세포는 원래 평범한 세포지만 우연히 나쁜 부위에 DNA 손상이 발생한 탓에 끝도 없이 증식하는 이상한 세포로 변해버리는 거야."

"DNA는 핵 속에서 보호받는 거 아니었어!? 그래도 손상되는 거야?"

"핵이 없다면 더 심하게 손상되겠지. 외부에서 들어오는 자외선과 방사선, 담배, 음식 속 발암 물질, 그리고 체내에서 발생하는 활성산소 등등에 의해 상처를 입는 거야. 그래도 세포는 문제가 생긴 DNA를 회복하는 기능을 갖고 있어. 그럼에도 고칠 수 없는 세포는 면역 세포가 찾아내서 통째로 죽여 버리지."

젊었을 땐 그런 식으로 잘 돌아갈지도 모른다고 미치오는 생각했다. 그러나 나이를 먹으면 NAD가 줄어들기 때문에 시르투인 유전자의 활동력이 떨어진다. DNA의 회복이 원활하게 이루어지지 않아서 고칠 수 없는 세포가 늘면 면역 세포도 대응할 수 없게 된다. 따라서 병에 걸리기 쉬워진다. 즉, 이것이 노화인 것이다.

"설마 시르투인 유전자가 계속 건강하게 활동하면 늙지 않는 거야?" 유이카가 물었다.

"인간의 경우는 아직 모르지만, 실험 쥐의 시르투인 유전자를 활성화했더니 수명이 늘었어. 뿐만 아니라 노화가 느려진 것처럼 같은 연령의 쥐보다 생기가 넘치고 체력도 젊은이 수준으로 좋아졌지."

"굉장한데! 어떻게 활성화한 거야?"

유이카가 몸을 쑥 내밀었다.

"연구에서는 유전자 재편성 기술을 이용했어. 시르투인 유전자를 두 배 늘린 유전자 재편성 쥐를 만들어서 실험한 거야."

"그럼 유전자 재편성 인간을 만들면 노화를 막을 수 있다는 거야?"

유이카가 무시무시한 말을 했다. 그런 일이 윤리적으로 불가능하다는 사실은 심지어 미치오도 안다.

"그건 안 되는 거지?"

미치오가 말하자 레몬이 고개를 끄덕였다.

"그럼 방금 이야기한 유전자 치료약은? 시르투인의 설계도를 주사로 넣어주면 젊음이 유지되는 거 아냐?"

유이카의 제안에 레몬이 어깨를 으쓱였다.

"흠, 가능하긴 하지. 그런데 꽤 많은 세포에게 전달해야만 효과가 있을 테니까 비용이 불어날 거야."

"그렇구나."

"근데 그렇게 하지 않고도 시르투인 유전자를 활성화하는 방법이 있어."

간단한 방법으로
장수 유전자 활성화화기

유이카가 숨을 죽이는 것이 느껴졌다.

"그런 방법이 있어? 나도 할 수 있는 일이야?"

레몬은 잠시 생각하다가 "가능할 거야"하고 말했다.

"무조건 할 거야! 뭔데?"

"식사 제한이랑 적당한 운동. 그리고 추위에 몸을 노출시키는 것도 좋아."

"그게 다야? 좀 더 대단한 방법일 줄 알았는데."

"응, 부담 없이 할 수 있을 것 같지?"

"너무 소박해서 동기부여가 안 되네."

"맞아······."

미치오가 크게 고개를 끄덕였다.

"거기다 뭔가 좀 따로 노는데. 대충 막 말한 거 아냐? 이렇게 하면 건강해지겠지 하고."

미치오가 말하자 레몬이 미치오 앞에서 손가락을 흔들었다.

"틀렸어. 다 따로 노는 것처럼 보이지만 사실 공통점이 있어. 뭐라고 생각해?"

미치오는 생각에 잠겼다. 식사 제한, 운동, 추위······. 전혀 모르겠다.

"공통점인진 모르겠고, 전부 다 별로 하고 싶지 않네." 유이카가 중얼거렸다.

"유이카 씨, 정답!"

"뭐? 무슨 말이야?"

"몸에 적당한 스트레스를 주면 시르투인 유전자가 활발해져."

"시르투인 유전자는 메조키스트인 건가?"

유이카가 진지한 표정으로 레몬에게 묻는다. 사랑스러운 세포 왕국의 이미지에 어두운 분위기가 감돌기 시작한다.

"메조키스트라기보다, 혹독한 환경에 놓이면 살아남기 위해 전력을 다하게 되거든. 생물의 몸에 일정 수준의 약한 데미지나 스트레스가 주어지면 몸의 방어 기능이 활성화돼. 시르투인 유전자도 열심히 DNA를 회복시키려 하지. 식사 제한과 운동이란 게 굉장히 소박하게 들리겠지만 세포 입장에서 생각하면 제법 드라마틱한 거야."

"왕이 나태하면 국민도 나태해지는 건가."

"반대로 말하면, 왕이 노력하면 국민도 호응해주는 거지. 그렇게 생각하면 사랑스럽지?"

"음, 확실히 그러네."

"다이어트도 되고 노화도 예방할 수 있으니 일석이조인가?"

"이조 이상일지도 몰라. 비만을 방지하면 성인병도 막을 수 있고, 운동은 뇌세포를 늘린다고 하니까. 단, 원래 마른 사람이 식사를 더 제한해서 영양이 부족해지면 몸에 안 좋으니까 조심해야 해. 또 극단적으로 힘든 트레이닝은 몸에 해가 되고."

"임산부가 영양 결핍이면 태어나는 아이들의 미래 건강에도 안 좋은 영향을 끼치잖아."

"맞아. 일본의 젊은 여성은 너무 말라서 건강에 끼치는 악영향이 더 문제지."

"적당히 하는 게 참 어려워."

미치오는 신음했다. 바로 그렇기 때문에 하나의 정보만 믿을 게 아니라 몸의 시스템을 이해하고 정보를 꼼꼼히 조사해서 자신에게 맞는 방법을 발견할 필요가 있는 것이리라.

"적어도 나는 운동은 전혀 안 했으니까 가볍게 시작하는 건 괜찮을지도 모르겠네."

"나도 운동할까. 단 것도 줄이고 좀 더 몸이 기뻐할 만한 음식을 먹어야지. 잡지에 기사를 쓸 때도 조심해야겠어. 식사 제한이 좋다고 하면 극단적으로 노력하는 사람들이 있으니까."

"성실한 사람일수록 그렇게 되지. 모처럼 하는 노력인데 세포를 학대해서 오히려 건강을 해치게 되면 모든 걸 다 잃는 거야."

운동이라……. 유전자에 득이 된다는 사실을 알게 되었지만 그래도 미치오는 마음이 무거웠다. 애당초 그런 시간을 낼 수가 없다.

"혹시 줄어버린 NAD를 영양제 같은 걸로 섭취하면 노화가 멈추는 거야?"

"안타깝게도 NAD는 섭취하거나 주사해도 다 분해되기 때문에 그 형태 그대로 세포에 들어가지는 않아."

"또야!"

효소의 충격에서 아직 벗어나지 못한 유이카가 분하다는 듯 말했다.

"하지만 NAD를 합성하는 재료가 되는 NMN을 영양제로 섭취하면 효과가 있을지도 몰라."

"엔엠엔NMN?"

"알파벳 세 글자야. 니코틴아미드nicotinamide, 모노mono, 뉴 클레오티드nucleotide의 앞 글자."

"또 새로운 인물이 등장했네."

미치오가 인상을 쓰자 레몬이 기쁜 표정으로 "자세히 듣고 싶어? 듣고 싶어?"하고 강요하기 시작했다.

"아니, 뭐 괜찮아. NMN을 그대로 외울 거니까."

미치오의 대답을 무시하고 레몬은 설명을 시작했다.

"NMN은 뉴클레오티드라는 그룹의 물질이야."

'뉴클레오티드? 어디서 들어본 것 같은데……'

"뉴클레오티드는 DNA의 재료지!"

미치오가 말하려는 순간 유이카가 선수를 쳤다.

"정답. 그리고 메신저RNA도 뉴클레오티드로 이루어져 있어."

"단백질의 주문서인가. 뉴클레오티드는 몸속에서 중요한 활동을 하는구나."

"맞아. ATP도 뉴클레오티드고."

"그건 뭐야?"

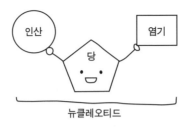

뉴클레오티드

"음, 세포 왕국의 세포들에게 주는 임금 같은 거야. 이게 없으면 일을 해주지 않거든."

'임금도 받고 일하는구나.' 미치오는 세포들에게 더욱더 애정이 샘솟았다. 레몬은 DNA를 설명할 때 그렸던 그림을 가리켰다.

"NMN은 염기 부분이 니코틴아미드라는 물질이야."

"그럼 이 모노라는 건?"

"뉴클레오티드가 하나뿐이라는 뜻."

'니코틴아미드, 모노뉴클레오티드······인가.' 미스터리한 주문이 조금 해독되자 미치오는 기분이 좋아졌다.

"NMN은 인간 세포로도 만들어지고 식품에도 들어 있어. 우유와 브로콜리와 풋콩 같은 거. 그런데 그 양이 적어서 노화를 방지할 만큼은 먹을 수 없기 때문에 영양제도 판매되고 있지."

"정말? 벌써 실용화된 거야? 영양제로 노화를 막는 건 먼 미래의 이야기인 줄 알았는데."

"실험 쥐의 물에 NMN을 섞어서 섭취하게 하는 실험에서 젊어지고 수명이 늘어나는 효과가 입증되었어. 인간으로 치면 60세 정도의 연령인 쥐가 30대 수준으로 젊어졌지. 인간을 대상으로도 안정성은 이미 확인되어서 몸에 확실히 집어넣는 방법이 연구되는 중이야."

60세가 30대가 된다니 꿈같은 이야기였다. 미치오는 부모님을 떠올렸다. 아직 무척 건강하시지만, 아버지는 다리와 허리가 아프다고 자주 말씀하시고 어머니는 체력 저하를 호소하신다. 예전에는 두 분이서 자주 여행도 다녔지만 최근에는 걷기가 힘든지 집에 틀어박히기 일쑤다. 건강 검진에서도 가끔 안 좋은 곳이 나온다고 했다. 만일 영양제로 노화를 방지할 수 있다면 좋을지도 모른다.

"시르투인 유전자를 활성화시키는 물질이 또 있어?"

유이카가 메모할 준비를 하면서 물었다.

"음, 폴리메톡시플라보노이드polymethoxyflavonoid 라든지."

또 주문 같은 말이 튀어나왔다. 유이카는 열심히 메모 중이다.

"흑생강에 함유된 물질이야. 플라보노이드는 폴리페놀과 비슷한 종류고."

"폴리페놀은 들어본 적 있어!"

유이카가 활기차게 말했다.

"그러고 보니 폴리페놀이 어떤 작용을 하는지는 모르네."

"폴리페놀은 식물이 만들어내는 물질이고 항산화작용을 해. 활성산소를 제거해주거든."

"활성산소가 DNA를 손상시키는 녀석이었나?"

유이카가 물었다.

"맞아. 식물은 광합성으로 산소를 배출하기 때문에 활성산소가 발생하기 쉽거든. 그래서 항산화 작용을 하는 폴리페놀을 가지고 있는 거야. 그리고 폴리메톡시플라보노이드는 항산화 작용 외에도 시르투인과 결합해서 활동력을 높인다는 사실이 밝혀졌어."

'여러 가지 사실이 밝혀지고 있구나.' 미치오가 모르는 곳에서 다양한 연구가 진행 중이다. 건강수명을 늘려줄지도 모르는 물질이나 그 메커니즘이 밝혀지고 있는데도 전혀 알지 못했다.

시르투인의 활동을
방해하지 말 것

"시르투인과 시르투인 유전자를 직접 활성화시키는 것도 중요하지만 또 하나 중요한 관점이 있어."

레몬이 거드름을 피우며 말했다. 유이카가 펜을 들고 대기한다.

"시르투인 선배를 너무 번거롭게 만들지 않기!"

'뭐야, 그건?'

유이카는 레몬이 한 말을 그대로 적고는 자기가 쓴 글을 보며 고개를 갸웃했다. "이게 무슨 말이에요?"

"밋치, 시르투인이 좀 되어 봐."

"뭐?"

"괜찮으니까 해봐. 밋치는 지금 부지런히 DNA의 회복 작업을 돕고 있습니다. 밋치가 오지 않으면 회복해야 할 부분이 잠겨 있어 수리공 아저씨가 작업을 할 수가 없어요."

그 말을 들으니 눈앞에 DNA의 벽이 나타난 듯한 착각이 들기 시작했다. 열쇠를 들고 이리저리 뛰어다니는 자신의 모습이 떠오른다.

"이 몸의 주인은 골초이고, 담배 연기 속 유해 물질이 DNA를 여기저기 손상시키고 있습니다."

여기도, 저기도, 하고 이곳저곳 불려 다니며 미치오는 녹초가 된다.

"게다가 미토콘드리아가 약해져 쓸모없어진 탓에 활성산소가 잔뜩 발생해서 이게 또 DNA를 손상시킵니다."

또야! 하는 호통소리가 들린다. 열심히 하고는 있다. 하지만…….

"못하겠어! DNA가 손상되어도 이제 난 몰라."

"이리하여 밋치 시르투인은 몹시 지친 나머지 일을 내팽개쳤습니다."

'뭐야, 이건. 도대체 무슨 소리야.'

"자, 밋치. 몸 주인에게 하고 싶은 말은?"

"담배 끊어. DNA를 손상시키는 짓은 하지 마. 미토콘드리아도 건강하게 만들고."

유이카가 짝짝 박수를 쳤다.

"DNA가 많이 손상되면 시르투인이 혹사를 당해서 다 대응할 수 없게 되는구나."

"맞아. 그러니까 DNA는 손상시키지 않는 게 좋아."

"미토콘드리아가 세포 속에 있는 거였나?"미치오가 물었다.

"세포 속에 많이 있고 산소를 사용해서 ATP를 만들어 내지."

ATP는 방금 막 외웠다. 세포들에게 주는 임금이다.

"미토콘드리아는 건강이 좋았다가 나빠졌다가 하는 거야?"

"필요가 없으면 줄거나 약해지지. 그래서 적당한 운동도 중요한 거야. 미토콘드리아를 건강하게 만드는 영양제도 있어. 예를 들어 5·ALA 같은 거."

"그것도 폴리페놀이야?"

유이카가 묻는다.

"아니, 이건 아미노산이야. 또 PQQ라는 부효소도 미토콘드리아의 활성화를 돕지. 피롤로퀴놀린 퀴논."

'끝도 없이 계속 나오네.' 다 외울 수가 없다. 하지만 이렇게나 많이 밝혀졌다는 건 인류에게는 희소식이다.

"휴, 굉장하네."

유이카가 한숨을 쉬었다.

"자기 세포를 위해서 할 수 있는 일이 꽤 있구나."

"맞아. 앞으로 연구가 더 진행되면 시르투인 유전자 외에 건강의 열쇠를 쥔 또 다른 유전자가 밝혀질 거야. 그때마다 휘둘리지 않고 올바른 정보를 손에 넣기 위해서는 지금 설명한 것 같은 기본 지식이 필요해. 올바른 지식을 바탕으로 건강에 대해 스스로 선택해나가는 것. 그게 바로 자신의 미래를 만들어나가는 일이라고 생각해."

레몬이 자리에서 일어나 기지개를 켰다.

"아아, 배부르다. 졸리네."

'어린 애냐고.' 미치오는 어이가 없었다. 유이카가 손뼉을 치더니 말했다.

"옥상에 정원이 있는데 낮잠 자기 좋을지도 몰라."

어떻게 살고 싶은지
생각하기

　미치오는 심호흡을 했다. 신선한 공기와 오래된 공기의 구분 같은 것은 사실 없겠지만, 실내에 갇혀 있을 때의 공기보다 탁 트인 옥상에서 마시는 공기가 더 몸에 좋은 듯한 느낌이 들었다. 얼굴에 닿는 햇살과 바람도 기분이 좋다. 아담한 산책로도 있고, 그 주위에 늘씬한 나무들이 가지런히 늘어서 있다. 신록이 선명하다. 새소리도 들린다.

　인공적으로 만든 정원이긴 하지만, 계속 실내에 갇혀 있다 나와서 기분 전환을 하기에는 충분하다. 도시 한가운데서 인간이 아닌 생물의 기척을 느끼면 이렇게 마음이 평온해진다는 사실을 미치오는 몰랐다.

"왠지 세포가 기뻐하는 것 같은 느낌이야!"

유이카는 그렇게 말하고는 한껏 기지개를 켰다. 레몬은 재빨리 벤치를 점령한 후 숨소리를 내며 잠들었다. 다른 사람도 없다. 미치오는 벤치에 앉아 하늘을 올려다보았다.

"피곤해?"

"조금."

유이카도 미치오 옆에 앉아 하늘을 올려다본다.

'유전자는 너무 심오해.' 하늘은 투명한 푸른색이었다. 땅은 빌딩과 사람과 도로로 가득하지만 하늘은 끝없이 광활하다. 세포나 유전자와는 무관한 세계가 펼쳐져 있다. 몸속에는 다양한 종류의 세포가 있고 저마다 제 역할에 따라 일하고 있다. 그 활동을 결정하는 존재가 세포 속에 있는 DNA이고 DNA에는 수많은 유전자가 실려 있다. 또 그 유전자가 서로 협조해서 활동 방식을 결정한다.

"뭔가 너무 굉장해서 내 몸 이야기 같지가 않아."

"정말 그렇지."

유이카가 눈앞에 손을 펼치더니 찬찬히 관찰한다.

"지금도 몸속에서 37조 개의 세포가 계속 일하고 있겠지? 기적 같아. 이 기적이 계속되면 좋겠는데. 뭐, 언젠가는 죽을 테니 계속 이어질 순 없겠지만."

미치오는 슬쩍 옆 벤치를 봤다. 레몬은 잠든 듯하다.

"그래도 자식에게 유전자가 이어지면 또 기적은 계속되는
거겠지. 우리가 지금 여기 있는 것도 그렇게 이어받았기 때문
이고."

유이카의 입에서 자식이라는 단어가 나오자 미치오는 가슴
이 덜컥했다. 비스듬히 희미한 햇살을 받은 옆모습이 예뻤다.
그래, 이 흐름에서 프러포즈를 하자, 하고 미치오는 생각했다.
미치오는 기세 좋게 일어섰다. 그리고 머릿속에 떠오른 프러
포즈 대사를 말하려는 그 순간, 레몬이 미치오를 가로막았다.

'음?' 미치오는 동요했다.

"레몬 씨, 왜 그래요?"

"유이카 씨. 미안. 밋치 잠깐만 빌릴게."

레몬이 미치오의 팔을 붙잡고 유이카에게서 멀리 떨어진 곳
으로 이동했다.

"뭐야."

"지금 프러포즈하려고 했지?"

유이카에게 들리지 않게 작은 목소리로 레몬이 말했다. 잠든
거 아니었어? 아니, 깨어 있었다 해도 그걸 어떻게 알았을까.

"……응."

"프러포즈 대사는?"

"왜 그걸 레몬한테 말해야 하는데."

"우리의 수정란을 만들지 않을래?"

"⋯⋯뭐, 뭣."

미치오는 말문이 막혔다. 생각했던 대사와 토씨 하나 안 틀리고 똑같았기 때문이다.

"맞으면 하지 마. 난 그렇게 해서 차였으니까."

경악하는 미치오에게 레몬이 방긋 미소 지었다.

"사랑을 세포로 말하면 안 되는 거야."

"⋯⋯하아."

쓸데없이 멋있게 들리지만 심오한 건지 아닌지 알 수 없는 교훈이다. 레몬은 빙글 돌아서더니 "기다렸지, 유이카 씨"하면서 유이카 쪽으로 돌아갔다. 미치오도 허둥대며 합류했다. 레몬이 어떤 식으로 얼버무렸는지 모르겠지만 유이카는 즐겁게 웃고 있다. 그 얼굴을 보고 미치오는 냉정을 되찾았다. 서두르지 않아서 다행이다. 혹 수락해준다 해도 평생 놀림거리가 될 것이다.

새소리가 들린다. 두 사람 이야기에 끼어들진 못했지만, 유이카와 레몬이 즐겁게 웃는 모습을 보고 있기만 해도 행복해진다.

'결국 자신이 어떤 인생을 살고 싶은지가 중요할지도.' 미치오는 문득 레몬이 했던 '가치관'이라는 말을 떠올렸다. 그리고 '건강자산'이라는 말도. 자산은 그냥 저축하는 것이 아니다. 자기 인생에 활용해야 한다. 스스로의 몸에 대해 알고 나서 그 사실과 마주하게 되었다.

'나는 어떤 인생을 살고 싶은 걸까?' 어쩐지 긴 여행을 끝내고 출발했던 장소로 돌아온 듯한 기분이었다. 레몬을 만나기 전에는 건강이라는 소중한 자산을 무시하고 인생을 계획했다. 하지만 이제 마침내 진정한 자신의 인생을 계획할 수 있게 되었다.

사람은 스스로 컨트롤할 수 있는 일이 늘면 행복에 가까워진다. 건강도 그저 하늘에 운명을 맡겨서는 안 된다. 스스로 할 수 있는 일이 많다. 하물며 유전자의 활동 방식을 바꾸는 일도 가능하니 말이다.

노화 예방에 관련된 영양제의 근거

NMN

- NMN을 섭취한 실험 쥐에게서 젊어지는 효과와 수명이 늘어나는 효과가 증명되었다.

Mills, K. et al.(2016) Long-Term Administration of Nicotinamide Mononucleotide Mitigates Age-Associated Physiological Decline in Mice, *Cell Metabolism* 24(6)

- NMN을 섭취한 당뇨병 모델 실험 쥐의 증상이 개선되었다.

Yoshino J. et al., (2011) Nicotinamide mononucleotide, a key NAD(+) intermediate, treats the pathophysiology of diet- and age-induced diabetes in mice, *Cell Metabolism* 14(4)

- 건강한 남성 열 명에게 하루에 100mg, 250mg, 500mg의 NMN을 섭취하게 해서 안전성을 확인했다.

  Irie J.et al., (2020) Effect of oral administration of nicotinamide mononucleotide on clinical parameters and nicotinamide metabolite levels in healthy Japanese men, *Endocrine J* vol.67

- 당뇨병 예비군인 사람에게 하루 250mg의 NMN을 섭취하게 해서 당뇨병의 원인이 되는 인슐린 감수성을 개선했다.

  oshino M. et al (2021) Nicotinamide mononucleotide increases muscle insulin sensitivity in prediabetic women, *Science* VOL. 372, NO. 6547

폴리메톡시플라보노이드

- 흑생강의 폴리메톡시플라보노이드가 배양 세포의 장수 유전자 SIRT1을 활성화 시켰다.

  Zhang M. et al (2021) Quercetin 3,5,7,3′,4′-pentamethyl ether from Kaempferia parviflora directly and effectively activates human SIRT1, *Com Biology* vol.4: 209

5·ALA

- 5·ALA를 섭취한 실험쥐의 미토콘드리아의 활성이 향상되

었다.

Ogura S, Maruyama K, Hagiya Y, et al.(2012) The effect of 5-aminolevulinic acid on cytochrome c oxidase activity in mouse liver, *BMC Res Notes*. 4 (66)

PQQ

- 나이든 쥐에게 PQQ를 생산하는 대장균을 주입하니 미토 콘드리아의 기능이 개선되었다.

Singh AK. et al (2015) Pyrroloquinoline quinone (PQQ) producing Escherichia coli Nissle 1917 (EcN) alleviates age associated oxidative stress and hyperlipidemia, and improves mitochondrial function in ageing rats, *Exp Gerontol*. 66:1-9

에필로그

거울 앞에 선 미치오는 낯선 자신의 모습에 당황했다. 평소 부스스하던 백발이 짧아지고 오래전 록스타처럼 삐죽삐죽 거꾸로 섰다. 머리카락은 연한 핑크색부터 짙은 빨간색까지 그러데이션된 상태다. 옷도 핑크색이다. 광택이 나는 천과 레이스를 잔뜩 쓴 옷이라, 좋게 말하면 중세 왕자 같은 실루엣이지만 미치오의 눈에는 거대한 사탕으로밖에 보이지 않는다. 아내이자 주목받는 신인 패션디자이너인 유이카의 새 작품이다.

"너무 튀지 않을까?"

저항해도 소용없다는 것을 알지만 일단은 말해보았다.

"튄다니 무슨 뜻이야?"

액세서리를 하면서 유이카가 말하자 AI 스피커가 즉각 대답했다.

"옷차림, 행동, 태도가 화려하여 눈길을 끄는 것."

"너무 튀어서 뭐 곤란할 일 있어?"

'부끄러우니까'하고 말하려다가 아내의 새 작품을 입고 부끄럽다고 말하는 것은 실례라고 생각을 고쳐먹었다.

"레몬 씨의 칠순 파티야. 아무리 화려하게 꾸며도 '너무 튈' 일은 없을 것 같은데."

그렇게 말하는 본인은 장식 하나 없이 심플하고 몸에 딱 맞는 드레스를 입었다. 검은색으로도 보이는 짙은 갈색의 부드러운 천이다. 드레스 위로 반투명한 벨트를 둘렀다. 유이카는 줄기, 미치오는 벚꽃의 이미지인 모양이다. 반대로 했으면 좋았을 텐데, 왜 이렇게 됐을까. 미치오는 납득이 되지 않는다. 하지만 즐거워 보이는 유이카를 보고 있으니 아무렴 어떠냐는 생각이 들었다. 유이카가 패션디자이너가 된 건 10년 전으로 유이카가 59세일 때였다. 그전까지는 전혀 다른 인생을 살고 있었다.

결혼 후 출산을 계기로 프리랜서 작가 일을 줄이고 헬스케어 공부를 시작했다. 마흔에 여성 헬스케어 사업을 하는 회사를 세워 대표를 역임했다. 50세가 되었을 때 다른 사람에게 회사를 맡기고, 유이카는 패션 전문학교에 다니기 시작했다. 꾸준히 기술을 익혀서 이제는 규모는 작지만 주문이 끊이지 않는 디자이너가 되었다. 대량 생산을 하는 프로덕트 디자인이 아니라 오더메이드 전문이다. 제작은 외부에 발주할 때도 있고 직접 만들 때도 있다. 프리랜서 작가로 일할 때도 회사를 운영할 때도 다 즐거워보였지만, 지금은 이제까지와는 또 다른 즐거움을 누리고 있는 듯하다.

예전과 다른 즐거움을 맛보고 있는 것은 미치오도 마찬가지였다. 유이카와 결혼해 첫 아이가 태어났을 때 회사를 그만뒀다. 레몬의 건강자산운용가 스쿨과 헬스케어 사업을 적당히 도우면서 주로 육아와 집안일을 담당했다. 회사원 출신인 미치오의 조언은 기업 사람들에게 호평을 받아 건강자산운용가로서의 일이 많이 들어오게 되었다. 그러는 사이 헬스케어에 대해 더 알고 싶어져서 대학원에 진학했다.

미치오는 오늘 파티에서 사용할 전자명함에 입력된 약력을 바라보며 이제까지의 일을 되돌아보았다. 대학원 진학을 결정한 건 48세 때다. 만일 30대의 그때 레몬과 재회하지 않았다면 그런 나이에 대학 진학은 상상도 하지 못했을 것이다. 사는 동안 이렇게 몇 번이고 도전을 해도 괜찮다는 사실 또한 모르고 지냈으리라.

학위 취득 후, 그제까지의 사회인 경험도 보탬이 되어 운 좋게 대학에서 일자리를 얻었다. 도중에 유이카와 둘이서 해외 유학도 하면서 65세까지 대학 교수로 일했다. 대학에서 은퇴한 후에는 유이카와 함께 여기저기 여행을 다녔다. 35세 때는 전혀 상상도 하지 못한 인생을 살았다. 그리고 심지어 아직 30년이 더 남았다.

미치오는 100세까지 살 생각이다. 오늘 파티의 참석자들은 다 같은 생각일 것이다. 행사장에서 교환하는 전자 명함에는 '앞으로 무엇을 하고 싶은지'를 써야 한다. 레몬이 주최하는 행사에서는 늘 필수 항목이다.

'흠, 생각나는 게 없는데.' 회사원도 했고, 프리랜서도 경험했고, 연구도 했다. 여행도 했다. 이 이상 뭘 더 하면 좋을까?

'레몬은 무슨 생각을 하고 있을까?' 오늘 파티의 참석자 명단에 접속한다. 미리 업로드한 사람의 데이터는 사전에 볼 수 있다. 커닝하듯 떳떳하지 못한 기분으로 레몬의 파일을 슬쩍 연 미치오는 헉, 하고 숨을 삼키고는 굳어버렸다.

"왜 그래? 딸꾹질?"

미치오는 고개를 저었다.

"레몬의 전자 데이터 봐봐."

유이카가 다가와서 미치오의 손 옆을 들여다본다.

"와, 대단하네. 일본에서 헬스케어 사업을 한 후에 개발도상

국에 진출했구나."

"응, 그것도 대단한데 더 밑에 '앞으로 하고 싶은 일' 항목을 봐봐."

유이카가 화면을 내린다. 그러고는 움직임을 뚝 멈췄다.

"……음? 양육? 손자를 돌본다는 말인가?"

"아냐, 레몬은 두 번 결혼했지만 아이는 없을 거야……."

"그럼 입양을 한다는 건가?"

"아니, 자세히 봐봐. 자기 아이가 태어날 거라고 적혀 있어."

"뭐? 어떻게?"

미치오와 유이카는 말없이 화면을 들여다본다. 거기에는 자세한 설명도 있었다.

세 번째 결혼을 했습니다. 20대에 동결 보존한 정자와 난자로 체외 수정을 해서 현재 부인이 임신 중입니다. 둘 다 첫 육아이기 때문에 새로운 경험이 기대됩니다. 여러분, 아무쪼록 지도 편달 잘 부탁드립니다.

미치오와 유이카는 감탄의 한숨을 내쉬고는 이번에는 답이 아니라 질문을 다시 한 번 바라보았다. 앞으로 무엇을 하고 싶은지.

"뭐 할까?"

유이카가 웃었다. 미치오는 다시 한숨을 쉬었다.

"뭘 하고 싶은지 생각할 거야."

"좋네. 1년 정도 그걸로 괜찮지 않을까?"

"시간이 좀 아까우려나."

"괜찮지 않아? 앞으로 시간은 많으니까. 1년 동안 생각하면 뭔가 재밌는 거 떠올릴 수 있을 것 같은데. 레몬 씨를 깜짝 놀라게 해주고 싶네."

"그건 힘들지 않을까."

"출발하실 시간입니다."

AI 스피커의 알람이 울린다.

"지각은 안 되지!"

급하게 소지품을 주워 들고는 손을 잡고 밖으로 나간다. 왠지 웃음이 멈추지 않는다. 자신이 이런 70세의 삶을 살다니, 70세가 되기 전까지는 상상하지 못했다. 분명 80세의 삶도, 90세의 삶도 현재 자신의 상상을 가볍게 뛰어넘는 것이 되리라.

앞으로 무엇을 하고 싶은지. 그걸 계속해서 생각하는 것이 삶일지도 모른다고 미치오는 생각했다.

현재 보기 드문 투자 붐이 일고 있습니다. 정부의 선동도 한 몫해서 지금껏 전혀 관심이 없던 사람 중에서도 투자에 도전 하는 사람이 늘었습니다. 만약 당신이 투자에 완전히 문외한 인 상태에서 전 재산을 투자해야만 하는 사태가 발생한다면 어떻게 행동할까요?

전 재산이면 목숨이 걸린 결단을 내려야 합니다. 인터넷에 서 검색해 찾은 정보를 참고한다거나 인기 유튜버가 추천하는 방법을 안일하게 믿거나 혹은 대신 운용해주겠다며 영업을 하 는 사람에게 건네주고 다 맡겨버리지는 않겠지요. 왜냐하면 안일하게 다른 사람에게 맡겨서 실패를 하고 전 재산을 다 잃 는다 해도 아무도 책임져주지 않을뿐더러 잃어버린 돈도 돌아오지 않기 때문입니다.

분명 당신은 책을 읽고 전문가의 의견을 들으며 공부를 하고, 나아가 여러 의견들을 비교하겠지요. 더 분발할 수 있는 사람은 경제란 무엇인가 하는 원리 원칙부터 공부해서 투자의 기본적인 사고방식을 몸에 익히려 할 것입니다. ……여기까지 돈 투자에 관한 이야기를 했는데, 이 책은 경제 서적이 아닙니다. 큰 카테고리로 나누자면 의학·헬스케어·생명과학으로 분류되는 책이지요.

돈 이야기를 한 이유는 '없으면 소름끼치도록 곤란한' 것을 상상해주시길 바랐기 때문입니다. 건강은 한정적인 자산입니다. 공짜로 호흡할 수 있는 공기처럼 얼마든지 있는 게 아닙니다. 우리는 모두 많든 적든 건강이라는 자산을 갖고 있습니다. 하지만 그 자산은 시간이 흐름에 따라 저절로 줄어듭니다. 우리가 태어난 순간부터 노화가 시작되고 몸의 여러 기능이 나이를 먹으면서 쇠퇴하기 때문입니다.

건강이 자산이라니, 굳이 말하지 않아도 안다고 생각한 사람은 다시 한번 차분하게 상상해보세요. 눈앞에 잔고를 전혀 알 수 없는 자산이 있습니다. 그걸로 앞으로 몇 년을 버텨야 하는지도 알 수 없습니다. 아무것도 하지 않으면 시시각각 계속해서 줄어듭니다. 건강에 나쁜 습관을 고치지 않는 사람은 더욱 빨리 줄겠지요.

다음으로 그 자산이 바닥났을 때 어떤 일이 일어날지 상상해보세요. 건강자산이 바닥나는 것은 먼 미래의 일일지도 모릅니다. 하지만 그건 언젠가 반드시 찾아올 미래입니다. 건강이라는 자산이 바닥나면 대체 무슨 일이 벌어질까요? 거기 기다리고 있는 것이 꼭 '죽음'이라고는 할 수 없습니다. 의료가 발달한 현대에는 건강을 잃고 곧바로 죽는 일이 드물어진 데다 수명과 건강수명 사이에 괴리가 있기 때문입니다.

건강수명은 '건강상의 문제로 일상생활이 제한되는 일 없이 생활 가능한 기간'입니다. 현재 가장 최신 데이터는 2016년 자료인데, 평균수명과 건강수명의 차는 남성이 8.84년이고 여성이 12.35년입니다. 10년 남짓한 시간 동안 몸 여기저기에 병을 안은 채 의료에 의존하면서 제한 많은 부자유한 생활을 어찌어찌 이어나가는 사람이 많다는 뜻입니다.

몸에 이상이 생기면 그제야 건강 대책을 세우는 사람이 대부분일 텐데, 그렇게 되면 마이너스를 제로로 되돌리는 데만 해도 굉장한 노력이 필요합니다. 빚을 끌어안고 허둥지둥 소비 방식을 재고해봐야 일단은 빌린 돈과 이자 상환만으로도 벅찬 상황이 되는 것과 똑같지요.

이 책은 자신의 건강자산을 다른 사람 손에 맡기지 않고, 건강의 원리 원칙을 이해해서 스스로 운용하고자 하는 사람들을 위한 입문서입니다. 자기 미래가 어떻게 될지는 선택할 수 없습니다. 그러나 최신 과학 지식과 몸에 관한 지식을 활용해 건강이라는 한정된 자산을 운용하여 되도록 줄지 않게끔 관리할 수는 있습니다.

건강자산을 운용하기 위해서는 세포에 대한 기본 지식이 필요합니다. '○○를 먹으면 몸에 좋다' 같은 지식은 현금 투자에 비유하자면 '△△의 주식을 사면 돈을 번다'라는 말처럼 어떤 일정한 조건하에서만 통용되므로 응용할 수가 없습니다. 특정 영양분의 섭취나 건강법이 모든 사람에게 효과가 있지는 않습니다. 연령과 생활 습관, 체질에 따라 필요한 것이 다르기 때문에 상황이나 체질에 맞게 개별적으로 판단할 필요가 있습니다.

그 판단을 내리는 사람은 당신 자신입니다. 불확실한 의료·건강 정보와 과학적 근거가 없는 건강법, 상품 판매를 위한 편향된 정보가 난무하는 현대 사회에서는 의사도 잘 가려낼 필요가 있습니다.

여러분이 올바른 지식을 알고 자기 몸을 지키게 되는 것이 이 책의 가장 큰 바람입니다. 나아가 생명과학의 재미를 알리고 싶다는 야망도 슬쩍 숨어 있습니다. 자기 몸속에서 어떤 일이 일어나고 있는지 사랑스럽고 유쾌하게 상상할 수 있게 되면 건강에 좋은 행동을 즐겁게 시작할 수 있을 것입니다.

앞으로 무엇을 하고 싶은지. 반드시 자기 인생의 방향키를 스스로 꽉 쥐고 자신에게 물어보세요. 여러분의 가슴 뛰는 인생을 실현하는 데 도움이 되는 책이 되었길 바랍니다.

참고 문헌

제3장

- 『건강을 이용하는 미디어들』, 구치키 세이이치로 (Discover21, 2018년)
- 『자신을 지키고 가족을 지키는 의료 리터러시 독본』, 마쓰무라 무쓰미(쇼에이샤, 2020년)

제6장

- 『DNA를 조종하는 분자들―에피제네틱스라는 신비한 세계』, 다케무라 마사하루(기술평론사, 2013년)
- 『쌍둥이인데 왜 다르지?』, 팀 스펙터 저·노나카 교코 역(다이아몬드사, 2014년)
- 『에피제네틱스』, 나카노 도오루(이와나미신서, 2020년)
- 『실험의학 별책 에피제네틱스 더 이해하기!』, 우노키 모토코, 사사키 히로유키 (요도사, 2020년)
- 『생명과학의 최전선―살아있는 일의 신비에 도전한다』, 팀 파스칼(아사히신서, 2020년)

제7장

- 『노화라는 생존전략―진화에 있어서의 트레이드오프』, 곤도 히로시(일본평론사, 2006년)
- 『사람은 왜 병에 걸리고 늙을까―수명의 생물학』, 와카하라 마사미(신일본출판사, 2017년)

- 『유전자는 변할 수 있다 ― 당신의 인생을 근본부터 바꾸는 에피제네틱스의 진실』, 샤론 모알렘 저, 나카자토 료코 역(다이아몬드사, 2017년)
- 『LIFE SPAN 노화의 종말』, 데이비드 A. 싱클레어 · 매슈 D. 러플랜트 저, 가지야마 아유미 역(동양경제신보사, 2020년)
- 『열린 판도라의 상자 ― 노화 · 수명 연구의 최전선』, 이마이 신이치로(아사히신문출판, 2021년)
- 『super Agers ― 노화는 치료할 수 있다』, 니르 바르질라이 · 토니 로비노 저, 우시하라 마유미 역(CCC미디어하우스, 2021년)
- 『100세 인생』, 앤드루 스콧 · 린다 그래튼 저, 이케무라 지아키 역(동양경제신보사, 2021년)

그들은 이미 건강을
챙기고 있습니다

1판 1쇄 **인쇄** 2023년 5월 22일
1판 1쇄 **발행** 2023년 5월 30일

지은이 가토 아키라 · 간치쿠 이즈미
옮긴이 김재원

발행인 양원석
책임편집 박현숙 **디자인** 남미현, 김미선
영업마케팅 양정길, 윤송, 김지현, 정다은, 박윤하, 김예인
해외저작권 임이안, 이시자키 요시코

펴낸 곳 ㈜알에이치코리아
주소 서울시 금천구 가산디지털2로 53, 20층 (가산동, 한라시그마밸리)
편집문의 02-6443-8847   **도서문의** 02-6443-8800
홈페이지 http://rhk.co.kr
등록 2004년 1월 15일 제2-3726호

ISBN 978-89-255-7649-7 (03510)